DIETA
DE LA
ZONA
KETO
DEL
DR. COLBERT

D1503023

DIETA

DE LA

ZONA KETO

DEL

DR. COLBERT

*Queme grasa, equilibre las hormonas
del apetito y pierda peso*

DR. DON COLBERT

WORTHY®
PUBLISHING

A mis pacientes que me han confiado sus propias vidas. Algunos, precisamente con los principios bosquejados en este libro, pudieron vencer las enfermedades que asolaban sus cuerpos.

Otros pudieron perder exceso de peso, incluso la grasa abdominal tan terca que parecía imposible perder, y alcanzaron su peso ideal. Para muchos, no fue solamente llegar a un peso que *necesitaban*, fue alcanzar el peso que *querían*, y eso lo hizo mucho más emocionante.

Y aún otros han podido curar, tratar o manejar multitud de enfermedades prevenibles, enfermedades crónicas, e incluso algunas enfermedades hereditarias. Por muchos años he dicho que la genética carga la pistola, pero su ambiente (lo que usted come y su estilo de vida) aprieta el gatillo.

Si hay algo que le aflige, este libro puede ayudar.

Este libro también está dedicado a mis colegas médicos que entregan sus vidas para la mejoría de sus semejantes. ¡Sigan la buena obra!

—

ÍNDICE

APÉNDICES

DIETA

DE LA

ZONA

KETO

DEL

DR. COLBERT

RECONOCIMIENTOS

AL SER ESTE UN LIBRO ÚNICO, que tiene mucho potencial para cambiar nuestras vidas, nuestros hogares, nuestro futuro, nuestras carteras, nuestras comunidades y nuestro mundo, quería comenzar con algunos reconocimientos especiales (confesiones, en realidad) que espero que le ayudarán.

Reconozco que:

- Yo solía recomendar a mis pacientes la dieta usual alta en carbohidratos y baja en grasas.
- Solía recetar las estatinas normales para bajar el colesterol de mis pacientes.
- Solía tener temor a las grasas.
- Solía sufrir psoriasis en la mayor parte de mi cuerpo, y fue así durante más de doce años.
- Solía tener muy poco en la línea de defensa contra la enfermedad que mató a mi padre: el Alzheimer.

Sin embargo, ya no es ese el caso. Ahora, veo los alimentos y utilizo los alimentos como lo que pueden ser... la mejor medicina del mundo para todo lo que nos aflige.

De los pies a la cabeza, ¡los resultados han sido asombrosos!

INTRODUCCIÓN

PERDER PESO, estar sano y mantenerse en forma se reduce a un sistema de creencias. Eso se debe a que todos decidimos hacer cualquier cosa en la que creamos. Obviamente, creer que comer rosquillas es una estrategia válida para perder peso no lo logra, sin importar cuánta esperanza tengamos en que es cierto. El punto es que nuestras decisiones afectan directamente nuestras acciones, y somos influenciados por lo que creemos. Decidimos hacer cualquier cosa en la que creamos.

El reto es: ¿qué hacemos cuando las reglas cambian?

Tomemos los huevos, por ejemplo. Durante décadas nos enseñaron que las yemas de huevo eran malas para nosotros porque contienen colesterol. Como muchas personas, yo comía una yema y tres claras de huevo, y recomendaba eso a mis pacientes. Después de todo, el colesterol es malo, ¿no es cierto?

Bueno, las cosas cambian.

Según las Pautas Dietéticas de 2015 para los Estadounidenses publicadas por la Oficina para la Prevención de la Enfermedad y el Fomento de la Salud, ahora está bien comer la yema de huevo.[1] De hecho, ahora podemos comer tantos huevos completos como queramos. ¡Las reglas cambiaron!

Estamos tan acostumbrados a que los huevos son "los malos", que ahora nos enfrentamos a una decisión: creer lo que nos enseñaron desde la década de los cincuenta o aceptar la nueva realidad de que los huevos completos son de hecho saludables.

¿Qué hacer? ¿Qué creer? Naturalmente, lo que usted decida creer será su curso de acción.

Este avance que dice que ahora los huevos son saludables es solamente uno de incontables ejemplos. Lo que está sucediendo a una escala mucho mayor es que el estilo de vida "saludable" tan laureado, alto en carbohidratos y bajo en grasas, está creando goteras. Están apareciendo agujeros en este oxidado tubo de metal de ese sistema de creencias. El barco se está hundiendo; y ha llegado el momento de abandonar el barco tan rápidamente como podamos.

Es un cambio de paradigma, y está sucediendo ahora. Será necesario tiempo para que sean probados y vueltos a probar los nuevos avances, e incluso más tiempo para que el público sea informado mediante la comunidad médica, que es lenta para cambiar, y las agencias del gobierno.

Uno de mis profesores en la facultad de medicina explicaba que, en unos diez años, la mitad de las cosas que nos estaban enseñando estarían obsoletas y no tendrían prácticamente ningún valor. Él observaba: "El problema es que no sabemos a qué se refiere esa mitad de cosas".

Al final, sin embargo, la opinión pública cambiará. Las personas entenderán y aceptarán el nuevo paradigma, y entonces decidirán emprender la acción. Desgraciadamente, eso tomará mucho tiempo, y el tiempo es un bien que muchos de nosotros no tenemos.

Por años, he tratado a pacientes que sufrían cánceres avanzados, obesidad, diabetes tipo 2, enfermedades cardíacas, enfermedades mentales, y muchas más. Necesitaban ayuda ayer para así poder estar en el camino hacia la sanidad hoy. Estaban desesperados, ¡y no tenían tiempo para esperar!

Por fortuna, ya tenemos suficientes datos, investigación, estudios y ejemplos de la vida real para saber que vamos en la dirección correcta. Aún más, muchos de mis pacientes, que fueron dados por perdidos por sus propios médicos, están vivos y bien en la actualidad.

La respuesta no fue una pastilla, medicación, drogas farmacéuticas o cirugía. La respuesta fue nutricional, y basada completamente en los alimentos que comemos.

En pocas palabras, esta dieta es baja en carbohidratos, alta en grasas y moderada en proteína. Es increíblemente saludable, y no solo funciona para curar o manejar la enfermedad, sino que es el mejor método del mundo para perder peso.

Yo la llamo la dieta de la Zona Keto (cetogénica).

Cuando estamos en la Zona Keto, perdemos el peso que nos sobra. He visto a personas perder hasta una libra (medio kilo) al día, pero de una a dos libras por semana es más común, y quizá tres (1,5 kilos) con ejercicio diario. En pocas semanas o meses, los resultados son acumulativos y asombrosos.

Usted podría pensar: *Un momento. ¿Acaba de decir que esta era una dieta alta en grasas? ¿Cómo puede ser saludable la grasa?*

A modo de aclaración, la Zona Keto es una combinación deliberada de menos carbohidratos, más grasas saludables, y una cantidad moderada de proteínas saludables. Sí, es alta en grasas, pero es también (y de modo muy importante) baja en carbohidratos y moderada en proteínas. Estos elementos van juntos para crear un cuerpo que está satisfecho, alerta, feliz y quemando grasa.

Cuando se trata de grasas, no todas son malas para nosotros. Sin embargo, nos han enseñado por tanto tiempo que las grasas son malas que tenemos un temor a la grasa muy real y tangible. Y ¿por qué no? Los mensajes que recibimos de la mayoría de los médicos, pautas alimentarias, revistas de moda, y cualquier otra "autoridad" en la vida nos dicen con letras mayúsculas que la grasa es MALA.

En realidad, las grasas saludables son buenas. Son necesarias. Nos ayudarán a perder peso. Y no, no nos harán engordar, ni obstruirán nuestras arterias ni causarán que caigamos muertos.

La dieta de la Zona Keto funciona. También cura o se ocupa de incontables enfermedades.

Si está usted preparado para eso, entonces suba a bordo. ¡Le espera una vida nueva!

Este libro está dividido en tres partes principales:

Primera parte: Qué es la dieta de la Zona Keto, la ciencia y la historia que hay detrás, y las razones por las cuales es tan eficaz para la pérdida de peso y para luchar contra enfermedades. ¡Los beneficios de la dieta de la Zona Keto están fuera de serie!

Segunda parte: Por qué la dieta de la Zona Keto funciona, por qué cada pieza del rompecabezas encaja tan bien, y por qué la dieta de la Zona Keto es, sin duda, la manera mejor y más saludable de perder peso.

Tercera parte: Tres sencillos pasos para implementar la dieta de la Zona Keto y lo que necesita exactamente para llevarle a la zona de quemar grasa. Esto incluye guías de compra prácticas, instrucciones paso a paso y planes de menús.

Le recomiendo que lea la primera y segunda parte antes de sumergirse en la dieta y los menús, ya que esas secciones responden muchas preguntas, le capacitan, y le dan una confianza imparable para avanzar. Pero si está listo para comenzar, entonces siéntase libre para pasar directamente a la tercera parte. Es ahí donde tienen lugar la acción y el cambio.

La dieta de la Zona Keto funciona, y en más de un aspecto. He puesto esta dieta literalmente a miles de pacientes, y los resultados positivos son asombrosos, transformadores y, en algunos casos, increíbles.

Como nota personal: Estoy increíblemente emocionado por mi segundo libro con Worthy. Como cristiano, en primer lugar, y como médico, en segundo lugar, mis creencias están completamente alineadas con la declaración de misión de mi editora: "Ayudar a las personas a experimentar el corazón de Dios". Mi deseo es que usted experimente un estilo de vida saludable que le permita no solo disfrutar al máximo de la vida, sino también amar a Dios y servirlo a Él hasta lo mejor de su capacidad. Que la dieta de la Zona Keto le dé la esperanza que ha estado buscando. ¡A su salud!

PRIMERA PARTE

Qué es la dieta de la Zona Keto

Qué es la dieta de la Zona Keto, la ciencia y la historia que hay detrás, y las razones por las cuales es tan eficaz para la pérdida de peso y para luchar contra enfermedades. ¡Los beneficios de la dieta de la Zona Keto están fuera de serie!

CAPÍTULO 1
SUPLIR UNA NECESIDAD REAL

LA ESPOSA ESTABA DESCONCERTADA, pero el esposo estaba aterrado. Podía verlo en sus ojos. Su esposa por más de treinta años acababa de recibir un diagnóstico de demencia precoz.

Puestos contra la pared, por así decirlo, la pareja estaba dispuesta a probar prácticamente cualquier cosa. Lo crea o no, la demencia moderada en sus primeras etapas usualmente es bastante fácil de tratar e incluso de curar, así que en seis meses ella tenía un reporte de salud limpio. Su demencia había desaparecido por completo.

Ella había perdido casi 40 libras (18 kilos).

Y lucía estupendamente, estaba llena de vida, y tenía chispa en su mirada.

¡Y su esposo pudo volver a sonreír!

¿Cuál fue el secreto? No es ningún secreto. Ella siguió una dieta cetogénica revisada que yo denomino la dieta de la Zona Keto. Como resultado directo, ella recuperó su vida. En la actualidad, años después, me agrada reportar que ella sigue estando bien.

¿DE QUÉ SE TRATA ESTA DIETA?

He practicado la medicina por más de treinta años. Hace unos veinte años atrás comenzó a suceder algo extraño. Comenzaron a acudir a mi consulta personas con cánceres incurables, inoperables, en etapas tardías.

Todas ellas necesitaban ayuda, pero yo no era especialista en cáncer. Había encontrado una manera de vencer la psoriasis (mi propia batalla de doce años que fue increíblemente cara, sin mencionar el tiempo que consumió) que se había apoderado de mí, pero no me sentía calificado para tratar adecuadamente a esos pacientes de cáncer. Quería ayudar, y aún más, quería mejorar y prolongar sus vidas, pero yo sabía hasta donde sabía, y no era suficiente. Tenía que haber una respuesta. Siempre la hay. Muchos de esos pacientes habían superado el punto en el que la cirugía, quimioterapia, radiación o alguna otra forma de tratamiento tradicional del cáncer, podría ayudar.

Debido a un deseo intenso de ayudar, mezclado con la humilde realidad de que tenía que aprender más, hice un viaje para encontrar respuestas que permitirían a mis pacientes no solo sobrevivir sino también prosperar.

Cada clase de educación continua que estuviera relacionada remotamente con el cáncer, la nutrición, la dieta, el estilo de vida y la longevidad estaba en mi lista de tener que asistir. Creía firmemente que la respuesta era nutricional. Así fue para mi psoriasis, y no solo conocía las estadísticas en temas como la obesidad, las enfermedades del corazón, la diabetes y

> **ES UN HECHO**
>
> Nos han dicho tantas veces que los carbohidratos son buenos y las grasas son malas, que *creemos* que eso es un hecho.

las enfermedades mentales, sino que veía esas estadísticas pasar por mi consulta todos los días.

El rápido aumento nacional de enfermedades prevenibles que causan estragos en tantas vidas no era algo nuevo para mí. Lo veía de primera mano. Parte del problema tenía que ver con los alimentos que comíamos. Hasta ahí, lo sabía.

A lo largo del camino, estudié medicina nutricional y preventiva, terapias antienvejecimiento y terapia integrativa contra el cáncer. Visité centros de tratamiento del cáncer y escuché a especialistas de todo el mundo presentar sus descubrimientos mejores y más recientes sobre terapia alternativa y nutricional para el cáncer. En conjunto, no puedo sumar a cuántos seminarios asistí (probablemente mi esposa podría decirlo), pero después de varios años de formación para después regresar y trabajar con mis pacientes, estaba convencido de que no había ninguna bala de plata. No había ninguna cura milagrosa.

Pero yo seguía regresando a los alimentos. Estaba seguro de que la respuesta para mis pacientes de cáncer, y para la multitud de enfermedades prevenibles que experimentamos en la actualidad, tenía que ver con los alimentos que comíamos. No obstante, incluso ese es un campo bastante amplio.

Durante mi curso de terapia integrativa para el cáncer le pregunté al instructor principal: "¿Existe alguna terapia nutricional clave para los pacientes de cáncer?".

Él pensó por un momento, y respondió: "Lo único que tiene una influencia importante es una dieta cetogénica, pero nadie puede seguirla realmente. Nadie puede ceñirse a esa dieta a largo plazo".

Entonces, ¡había una respuesta! Había una dieta que realmente podía ayudar a revertir, manejar o incluso quizá curar el cáncer. Sin ninguna duda, también funcionaría para otras enfermedades si era tan eficaz con los cánceres. El único obstáculo era que las personas carecían del aguante o la motivación para seguirla.

No consideré eso una razón lo bastante buena para ignorar la dieta cetogénica. Sabía por incontables experiencias que la mayoría de los pacientes de cáncer harían absolutamente cualquier cosa para vivir más tiempo. Cuando nos enfrentamos a la muerte, nuestras comodidades, deseos y preferencias no parecen tan importantes como antes lo eran.

EXPLORACIÓN DE DIETAS CETOGÉNICAS

Hice que mi meta fuera descubrir qué hacía que la dieta cetogénica fuera tan beneficiosa. ¿Podría realmente ayudar a mis pacientes?

En aquel entonces, la palabra *cetogénica* se menospreciaba. El Dr. Robert Atkins, a quien yo había conocido por muchos años, era el nombre más importante relacionado con la dieta cetogénica. Su famosa Dieta Atkins siempre me había parecido muy poco sana, pero estaba decidido a estudiarla con mayor profundidad.

Con el tiempo, leí incontables libros sobre el tema de expertos que eran médicos, dietistas, nutricionistas, naturalistas e investigadores. Investigué cada premisa que había en el interior de esos libros. Si tenía importancia suficiente para que los autores lo escribieran, y podía verificarse de algún modo, entonces valía la pena considerarlo.

Otro filtro por el que pasaba cada detalle era la realidad de mis propios pacientes. Las afirmaciones atroces tienen su propio modo de ser llevadas a la tierra cuando se aplican a los pacientes que viven y respiran en mi consulta. Yo quería que esto funcionara para ellos, científicamente y también prácticamente.

Yo sabía, por ejemplo, que los cánceres se alimentan de azúcares. Disminuir o eliminar la ingesta de azúcar tenía un efecto directo en el cáncer. La dieta normal alta en carbohidratos y baja en grasas de la mayoría de las personas sencillamente estaba alimentando los cánceres. Hasta ahí sabía.

¿Y qué del colesterol? Yo no quería poner a mis pacientes de cáncer en una dieta cetogénica baja en carbohidratos y alta en grasas que aumentaría muchísimo sus niveles de colesterol y les provocaría un ataque al corazón. Algunos de mis pacientes se estaban muriendo de cáncer, pero sin duda yo no quería acelerar el proceso y hacer que murieran de enfermedades cardíacas.

¿Y las grasas? Me habían enseñado que las dietas bajas en grasas eran mejores, porque se sabía que las grasas causan enfermedades cardíacas. Pero ¿eran las grasas realmente la causa? Algunas dietas cetogénicas recomendaban grandes cantidades de beicon, manteca, grasa de res y alimentos fritos. ¿Cómo podían ser sanas esas dietas? Asombrosamente, la dieta realmente ayudaba a personas a perder peso, lo cual era la meta, pero ¿podían lograrse los mismos resultados de una manera más sana? ¿Y beneficiaría eso a mis pacientes de cáncer?

También sabía que la inflamación era la raíz de muchas enfermedades, incluida la psoriasis con la que yo había batallado por muchos años. Para mí, eran ciertos alimentos los que causaban la inflamación, de modo que hacía total sentido que muchas otras enfermedades fueran causadas por la inflamación, debido a la ingesta de otros alimentos, quizá no directamente sino indirectamente.

Tras mucho examen, clasificación, medida, verificación, investigación y análisis minucioso, era el momento de comenzar a introducir una versión modificada (una versión más saludable) de la dieta cetogénica a mis pacientes de cáncer. Los pacientes a los que indiqué inicialmente la dieta cetogénica modificada tenían cánceres avanzados (etapas 3 y 4), y tenían muchas más probabilidades de morir de cáncer que de enfermedades cardíacas.

EXAMEN DE LA DIETA CETOGÉNICA

La dieta cetogénica parecía ser parte de la respuesta; pero yo tenía muchas preguntas, sin mencionar reservas y sentimientos de responsabilidad hacia mis pacientes.

Mentalmente, yo tenía mi lista de componentes críticos que necesitaban respuestas suficientes:

- ✓ Inflamación
- ✓ Niveles de colesterol
- ✓ Grasas
- ✓ Azúcares
- ✓ Proteínas
- ✓ Nutrientes
- ✓ Almidones
- ✓ Carbohidratos
- ✓ Medicinas
- ✓ Hormonas del apetito

Hice todo lo que pude para combinar lo mejor de todo lo que sabía. Incorporé en conjunto la investigación sobre nutrición, antienvejecimiento, la dieta cetogénica, ejercicio y tratamientos naturales para el cáncer.

Durante años había quitado el gluten a los pacientes, no solo porque algunos son mortalmente alérgicos a él (como lo son los pacientes celiacos) o porque los productos sin gluten son una buena tendencia a seguir, sino más bien debido a la inflamación relacionada con el gluten, especialmente la inflamación y la alteración que desencadena en el tracto GI, donde están basadas aproximadamente dos terceras partes del sistema inmunológico.

Ya sea pan, cereales, pasta, galletas saladas o papas fritas, esos alimentos no son lo que solían ser. En la actualidad, granos como trigo, maíz, avena y arroz son híbridos, se cruzan, se refinan y se les quita la fibra y muchos otros nutrientes. Comparar los granos procesados actuales con los granos integrales no refinados es casi como comparar un caramelo M&M color naranja con una naranja de verdad. ¡De ninguna manera es lo mismo!

No puedo decirle cuántos pacientes han mostrado una mejora inmediata después de eliminar el gluten de sus dietas. La dieta cetogénica, al ser baja en carbohidratos, estaba en consonancia con esa idea.

Las grasas eran otra fuente de inflamación, pero ¿qué de elevados niveles de colesterol y aumento de peso? Yo había observado que las grasas controlaban el apetito y ayudaban a mitigar el hambre, y sabía que el cuerpo, principalmente el cerebro, no podía prosperar con una dieta baja en grasas. Claramente, las grasas eran una parte vital de un cuerpo sano, pero ¿cuánta grasa? ¿Qué tipos de grasas? ¿Había una proporción ideal o una combinación de grasas que ayudara a perder peso mientras que al mismo tiempo protegiera contra la enfermedad? El equilibrio parecía ser una parte vital de toda la ecuación.

El número de personas a quienes se ha diagnosticado enfermedad de Alzheimer, diabetes tipo 2, cáncer, obesidad y enfermedades cardíacas ha estado aumentando de modo dramático durante años. Nada parece refrenar estas enfermedades, a pesar de cuántas medicinas se receten o cuántas revisiones de ingesta diaria recomendada de calorías se hagan. ¿Se debía en gran parte a que no entendíamos las grasas? Si ese era el caso, esta falta de conocimiento estaba matándonos literalmente a una escala de millones por año.

Algunos de los alimentos recomendados en las dietas cetogénicas, como exceso de proteínas y grasas animales, podría no ser bueno para mis pacientes de cáncer en estado avanzado. Yo no estaba preocupado por sus niveles de colesterol, porque a muchos de esos pacientes de cáncer en etapa 3 y 4 usualmente les quedaban solamente unos pocos meses o un año de vida. Nadie revisaba ya sus niveles de colesterol, pues era información irrelevante.

Sí, las dietas cetogénicas ayudaban a la gente a quemar grasa y perder peso, pero yo no puse a todos mis pacientes exactamente en la misma dieta. El exceso de grasas y proteínas animales no era lo mejor para todos. Tuve que ajustar la dieta un poco más para mis pacientes de cáncer.

> **ES UN HECHO**
>
> Esta es la manera más rápida, más fácil y más sana de quemar grasa.

Los niveles de la hormona del apetito eran otra parte de la ecuación. Era totalmente necesario controlarlos. Los índices de obesidad son una señal reveladora de que las hormonas que controlan el apetito, las que indican "estoy saciado" o "tengo hambre", están totalmente descontroladas. He tenido pacientes obesos que me dicen lo que se comieron de una sola sentada, solo para concluir: "Y cuando terminé, seguía con hambre".

Si la dieta cetogénica hiciera que las hormonas relacionadas con el apetito estuvieran equilibradas, ese sería un beneficio inmenso para todos los que batallan contra la obesidad. Mientras más estudiaba la dieta cetogénica, más sospechaba que esas hormonas se equilibrarían cuando el paciente comiera los alimentos adecuados y la medida correcta de grasas saludables.

Eso finalmente me condujo a utilizar la dieta cetogénica para perder peso, una *necesidad* vital para la mayoría de las personas que están enfermas y un *deseo* consumidor para quienes tienen sobrepeso. La dieta cetogénica se convirtió para mis pacientes en la manera más rápida, más fácil y más sana de quemar grasa (especialmente grasa abdominal) que en todos los demás programas dietéticos que he utilizado o recomendado en los últimos treinta años practicando medicina.

PROBAR LA DIETA CETOGÉNICA

Prueba tras prueba, estudio tras estudio, poco a poco, fui desglosando las partes de cada dieta cetogénica que podía encontrar. Si iba a recetarla, tenía que entenderla. Iba a saber cómo funcionaba y por qué; y si necesitaba ajustar algo para un paciente o surgía una pregunta, tenía que poder responder con precisión.

Después de mucho estudio e investigación, sentí que había llegado el momento de comenzar a implementar la dieta cetogénica primero con mis pacientes de cáncer avanzado. Ciertamente, seguía teniendo algunas preguntas, pero sabía que algunas de ellas se responderían mejor al hacer que en lugar de estudiar. ¡De regreso a la práctica de la medicina!

En caso de que en este punto esté preocupado, deje que le tranquilice explicando que yo mismo hago la dieta cetogénica, y tengo una fuerte razón para hacerlo: mi papá murió de Alzheimer. Hace años me hice análisis genéticos y descubrí que tengo el gen del factor de riesgo para la enfermedad de Alzheimer, que es el gen APOE4. El riesgo de padecer Alzheimer es aproximadamente diez veces mayor en quienes tienen la doble variante del gen.[2] Afortunadamente, yo tengo la variante simple del gen, pero, aun así, voy a hacer todo lo posible para prevenir el Alzheimer. Para mí, seguir la dieta cetogénica es una fuerte medida preventiva. Si comienzo a consumir muchos azúcares y carbohidratos, al final podría desarrollar Alzheimer basándome en mi constitución genética. No quiero ir por ese camino. En cambio, controlo esos genes por lo que como, y también otras personas pueden hacerlo. Para mí, esa es mi razón convincente para mantenerme en la Zona Keto, mi versión de una dieta cetogénica.

Cuando llegaban los pacientes de cáncer para sus análisis, les recomendaba que siguieran una dieta cetogénica revisada. Aunque un especialista en cáncer me había dicho que "nadie puede mantenerse en una dieta cetogénica", le digo que un paciente de cáncer con una expectativa de vida de uno a dos años, ¡hará casi cualquier cosa para vivir!

Los pacientes siguieron la dieta, que era baja en carbohidratos, alta en grasas y de baja a moderada en proteínas. Ellos supervisaron atentamente su ingesta de carbohidratos, azúcares, proteínas y grasas. Renunciaron a algunos de sus alimentos y hábitos favoritos, como helado, refrescos, panes y alcohol. Juntos creamos planes de menú, e hice que mis pacientes anotaran sus menús al igual que su ingesta de carbohidratos, su ingesta de calorías y el estado de ketona, y que me enviaran por correo electrónico cada semana sus planes de menú.

Un ajuste que tuve que hacer fue en el área de las proteínas animales. Había investigaciones opuestas en ese momento sobre que un exceso de proteínas animales estaba relacionado con los cánceres. Por eso, disminuí la ingesta de proteínas animales para mis pacientes. Sin embargo, ahora sabemos que son principalmente las proteínas animales procesadas (como salami, salchichas, pepperoni, perritos calientes y beicon) las que están más relacionadas con el cáncer, y no tanto las carnes no procesadas.

Más adelante aprendí que las carnes alimentadas con pasto son mucho más saludables que las que se alimentan con granos. De hecho, las carnes alimentadas con pasto tienen más de todas las grasas saludables, minerales y nutrientes que nuestros cuerpos necesitan. Un filete pequeño, como un entrecot de ganado bovino alimentado con pasto, es realmente muy sano para usted. Desde luego que estamos hablando de cantidades moderadas de proteína, como mencionaremos más adelante.

No pasó mucho tiempo hasta que algunas de las vidas de mis pacientes de cáncer cambiaron drásticamente: recuperaron su energía, estaban más felices, perdieron grasa abdominal, y lo más importante, pudieron tratar su cáncer en etapa final como una enfermedad crónica. La dieta ralentizó los índices de crecimiento del cáncer, y para algunos fue dramático, al eliminar lo que en un principio estaba alimentando el cáncer.

Lamentablemente, no todos los pacientes pudieron recuperarse. Muchos de los pacientes con cáncer avanzado murieron. La dieta cetogénica no curó su cáncer, pero para muchos pasó de ser una forma muy invasiva a ser un estado más comensal el en que en lugar de que el cáncer siguiera desarrollándose, cambió a estar más en un modo de supervivencia. En otras palabras, para algunos, gracias a la dieta cetogénica que limita el azúcar y las féculas, su cáncer se volvió mucho menos agresivo (el apéndice D es para pacientes de cáncer en etapa avanzada).

Sucedió algo estupendo: muchos de mis pacientes vivían más tiempo. Comencé a revisar sus niveles de colesterol; después de todo, estaban siguiendo una dieta baja en carbohidratos y alta en grasas. ¿Y sabe qué? Sus niveles de colesterol normalmente mejoraron. Las cifras de HDL (colesterol bueno) usualmente subieron, y las de LDL (el colesterol malo) típicamente disminuyeron. Aquí estaba una prueba más de que la dieta alta en grasas no los estaba matando.

Gracias a la dieta cetogénica, también estábamos extinguiendo la inflamación, que era una de las razones por las que la dieta funcionaba contra el cáncer.

Al enfocarme en intentar ayudar a mis pacientes a vencer o coexistir con su cáncer, no pude evitar observar los otros beneficios tremendos para la salud que tiene la dieta. Las personas perdían peso, especialmente grasa abdominal, que es una de las grasas más inflamatorias en nuestro cuerpo, pero era mucho más que pérdida de peso. A medida que pasaron los años, la lista de achaques,

enfermedades, síntomas e indicadores de salud afectados positivamente por la dieta cetogénica siguió aumentando. A continuación, tenemos lo que descubrí con la mayoría de mis pacientes.
Usualmente hubo una gran mejoría en:

- Los trastornos del sueño
- Las migrañas
- La diabetes tipo 2 (en algunos se revertió)
- Los TDA y TDAH (Déficit de atención)
- La función metabólica
- La presión sanguínea
- El hígado graso (usualmente se curó)
- El síndrome de intestino irritable
- La demencia (leve a moderada) (en algunos desapareció)
- El Parkinson (leve a moderado) (en algunos desapareció)
- La fatiga crónica
- Los niveles de energía (aumento significativo en muchos
  casos)
- La enfermedad mental, incluyendo esquizofrenia y trastorno
  bipolar
- La fibromialgia (en algunos desapareció)
- El acné
- Las enfermedades autoinmunes (en algunos fueron
  remitiendo ocasionalmente)
- La artritis (leve, moderada y grave) (se controló, y para
  algunos desapareció por completo)
- La acidez de estómago (en algunos desapareció)
- La hipertrofia prostática (en algunos se redujo hasta la
  normalidad)
- La gota (en algunos se controló o desapareció)

- Los cálculos biliares (en algunos desapareció)
- La disfunción eréctil (DE) (en algunos se resolvió)
- El sistema inmune (se fortaleció)
- El proceso de envejecimiento (se ralentizó)
- Los dolores articulares (en algunos se eliminaron)
- Las hormonas (o se equilibraron en algunos casos)
- El síndrome de ovario poliquístico (se controló)

Algo más que observé con mis pacientes: ¡tenían una esperanza tremenda! Solamente eso valió la pena cada esfuerzo por llevarlos más cerca de un estilo de vida saludable.

Sabía lo que tenía que hacer.

¡ABRIRLO AL RESTO DEL MUNDO!

¿Recuerda a la mujer con demencia? Cuando ella pasó a la dieta cetogénica, su colesterol descendió y ya no necesitaba tomar sus medicinas para bajar el colesterol. (He dicho durante años que esos medicamentos tienen efectos secundarios negativos, principalmente en la función cerebral). Hay que admitir que ella estaba en una situación muy difícil. Afortunadamente, la dieta funcionó y ella pudo recuperar su lucidez mental y vencer la demencia. El peso que perdió como resultado de la dieta cetogénica no fue solamente un beneficio añadido, sino una parte integral de su éxito.

Yo vacilaba en recomendar la dieta a otros pacientes como un programa para perder peso. Sabía sin ninguna duda que la dieta usualmente mejoraría prácticamente todo lo que les afligía, pero las palabras de mi instructor aún resonaban en mis oídos diciendo que nadie podía aferrarse por mucho tiempo a una dieta cetogénica.

¿Por qué la duda de recomendar esta dieta a otros que no fueran mis pacientes que estaban enfermos o moribundos?

Sencillamente, todo el mundo está tan asustado con respecto a las grasas, el colesterol y las enfermedades del corazón, que yo no quería que me demandaran por recomendar una dieta que causara que alguien tuviera un ataque al corazón. Yo no creía que la dieta haría eso; de hecho, creía precisamente lo contrario. Pero si alguien cree que la grasa lo matará y sigue esta dieta y muere, sin duda alguna que me culparían a mí. Al menos eso era lo que yo pensaba.

Pero después de ajustar y refinar más y más la dieta cetogénica, y después de ver tantas vidas impactadas positivamente e incontables enfermedades vencidas, decidí que había llegado el momento de llevarla al mundo.

Sé que funciona. Es una dieta equilibrada. Y es eficaz.

Ahora le presento la dieta de la Zona Keto, una combinación de reducción de carbohidratos, aumento de grasas saludables, y una cantidad moderada de proteínas saludables.

"Perdí 89 libras (40 kilos) en catorce meses.
Me siento feliz, sana y viva.
Creo que todo el mundo puede hacerlo".
—*Lacey*

CAPÍTULO 2
UNA MIRADA A LA HISTORIA

A MITAD DEL SIGLO XIX, un inglés y director de funeraria, llamado William Banting, estaba intentando en vano perder peso. Solo subía más de peso. Los médicos le dijeron lo que la mayoría de los médicos les dicen hoy a sus pacientes: restrinja las calorías y haga más ejercicio. Eso no funcionó. Él también había probado laxantes, diuréticos, baños turcos y dietas en las que se moría de hambre, entre sus veinte intentos fallidos de perder peso.

Banting también sufría una dolorosa hernia umbilical que requería vendajes constantes, y le dolían tanto las rodillas que se las vendaba para obtener algo de alivio. Subir escaleras era difícil, y hacerlo lo dejaba resollando y sudando mucho. Era bajito y pesaba más de 200 libras (90 kilos). Banting estaba desesperado por encontrar respuestas.

Un día concertó una cita con el Dr. William Harvey por un problema de audición. Harvey había estudiado en París y recomendó una nueva dieta para Banting que incluía carne, pescado y aves, junto con grasas animales y lácteos ilimitados. También incluía pequeñas cantidades de frutas que eran bajas en azúcar y solamente unos bocados de tostadas. No se permitía ningún otro dulce, azúcares o féculas.

Era un tipo de dieta baja en carbohidratos y alta en grasas, y funcionó. Banting adelgazó unas 50 libras (23 kilos) en un año, sin sufrir ningún efecto secundario como le había sucedido con dietas anteriores. Además, esta dieta le dio más energía, suavizó su dolor de rodillas, y redujo el resuello y la grave sudoración que sufría cuando subía escaleras.

Banting estaba tan emocionado con su pérdida de peso que escribió un librito sobre su historia y la dieta que cambió su vida. La demanda de su libro era tan grande, que fue publicado y traducido a muchos idiomas. La popularidad de Banting aumentó tanto, que la pregunta "¿Hace usted Bant?" era sinónimo de preguntar: "¿Hace usted dieta?". Cuando las personas pensaban en hacer dieta, pensaban en Banting.

APRENDER DE LA HISTORIA

Banting no fue el primero en entender los beneficios de una dieta baja en carbohidratos y alta en grasas. Resulta que este conocimiento tomó forma en las vidas cotidianas de generaciones de esquimales en el Ártico.

En 1906, Vilhjalmur Stefansson, un antropólogo que se educó en Harvard y emprendedor de riesgos genuino, siguió una experiencia irrepetible. Vivió en el Ártico canadiense con los esquimales y comió durante un año solamente lo que comían ellos. Aproximadamente, 75% de sus calorías provenían de la grasa. Es interesante que las partes de carne magra se les daban como comida a los perros. Las verduras eran para periodos de hambruna.

Según nuestros estándares, los esquimales estaban increíblemente sanos. No eran obesos ni estaban llenos de enfermedades. No había escorbuto por la esperada falta de vitamina C. Sencillamente no había ningún problema de salud.

La respuesta estaba en las carnes, las grasas y las partes animales (como el tuétano) que ellos comían. Le daban uso prácticamente a cada parte del animal. Todos los nutrientes necesarios estaban ahí, y los esquimales estaban sanos como resultado.

En 1928, Stefansson y un colega se registraron en un hospital en la ciudad de Nueva York, y se comprometieron públicamente a comer carne y beber agua solamente durante un año. Surgieron confusión y protestas en la comunidad médica; pero después de tres semanas de seguir ese régimen, les permitieron irse a casa y seguir desde allí el experimento. Se comían todas las partes del animal, incluyendo la carne, la grasa, el cerebro, huesos y órganos que sabían que contenían las vitaminas que ellos necesitaban. Una serie de análisis, un año después, indicaron que estaban perfecta-mente sanos, sin ninguna deficiencia, sin presión arterial alta, sin escorbuto, sin pérdida de cabello, y sin ningún efecto secundario negativo.

Alrededor de esa época, varias instituciones médicas (como el John Hopkins, la Universidad de Cornell y la Clínica Mayo) estaban utilizando una dieta parecida, alta en grasas y baja en carbohidra-tos, para tratar a niños que sufrían convulsiones. Los resultados fueron increíbles, y muchos pacientes llegaron a estar libres de convulsiones. Durante varias décadas, el uso de una dieta cetogé-nica para ayudar a tratar las convulsiones, especialmente en niños, fue un método eficaz.

Cuando salieron al mercado medicamentos adicionales para combatir las convulsiones a principios de la década de los cuarenta, la dieta cetogénica fue cada vez menos popular y prácticamente desapareció. Fue sustituida por medicamentos. (Por cierto, la dieta cetogénica se sigue utilizando en algunas instituciones médicas para ayudar a tratar, y muchas veces curar, las convulsiones en niños).

El avance de la medicina restringió el crecimiento de la dieta cetogénica, y debido a que se catalogó la grasa como "el mayor asesino de nuestra época" fue lo que realmente puso fin a que la dieta fuera una opción viable para cualquier cosa.

LA GRASA SE CATALOGA DE ASESINA

En la década de los cincuenta, Ancel Keys, biólogo y patólogo de la Universidad de Minnesota, creía que había una correlación directa entre la ingesta de grasa y las enfermedades del corazón. Siguió esta creencia con un abandono implacable, lanzando dos estudios por separado de múltiples países europeos que él sentía que demostraban que su teoría era cierta.

En ambos estudios escogió países que encajaban en sus criterios. A pesar de los datos en conflicto, medidas desiguales, el encubrimiento de cierta investigación y claras incoherencias, Keys utilizó estos estudios y su carisma para proclamar el mensaje de que la grasa era mala; que una dieta alta en grasas causaba enfermedades del corazón, y que cualquiera que estuviera en desacuerdo con sus descubrimientos era un charlatán. Finalmente concluyó que la grasa saturada era el principal enemigo que causaba enfermedades del corazón. Después de todo, el colesterol alto aumenta el riesgo de enfermedades cardíacas y las grasas saturadas aumentaban el colesterol.

Todas las asociaciones de artistas y agencias gubernamentales relacionadas con los alimentos aceptaron sus reportes. La grasa se catalogó de asesina, por lo que se recortó la ingesta diaria sugerida de grasas. La dieta baja en grasas y alta en carbohidratos no solo fue recomendada, sino que ahora estaba "demostrado" que era saludable.

Naturalmente, los alimentos procesados tenían que contener menos grasa que nunca antes. Otras industrias necesitaban producir versiones bajas en grasa, desnatadas o magras de los productos normales. Se fabricaron nuevos aceites y mantequillas. Hasta cierto grado, no importaba lo que fuera o qué efectos secundarios pudiera tener; mientras fuera bajo en grasa, era considerado "saludable".

A lo largo del camino, varios científicos, investigadores y médicos intervinieron con sus propias conclusiones vastamente diferentes. Keys era un maestro a la hora de destruir la credibilidad de cualquiera que cuestionara sus descubrimientos, y pocos salieron indemnes. Stefansson, el explorador que había pasado un año entero con los esquimales y demostrado que la dieta cetogénica, comiendo carne y agua solamente, era sin duda saludable y no causaba enfermedades cardíacas, fue menospreciado por Keys considerándolo un charlatán. El trabajo de Stefansson fue catalogado de irrelevante, y cuando murió en 1962, la dieta cetogénica en conjunto pareció morir con él.

Prácticamente, con todo el mundo (gobierno, asociaciones médicas, sistema educativo, medios de comunicación, empresas alimentarias, empresas farmacéuticas y médicos) participando, naciones que adoptaron la mentalidad de que la grasa es mala deberían al menos ser capaces de presumir de tener índices increíblemente bajos de enfermedades cardíacas. Después de todo, más de cincuenta años de hacer lo correcto debería haber producido los resultados correctos.

Tristemente, ese no es el caso.

> **ES UN HECHO**
> El índice de enfermedades del corazón no disminuyó al evitar las grasas saturadas.

¿Por qué no? En pocas palabras, Keys estaba equivocado, el mundo lo creyó, y todos han pagado el precio por eso.

Todos los médicos estarían de acuerdo en que si quisiéramos comparar nuestra salud actualmente con el promedio de salud de las personas hace cincuenta años, descubriríamos que las siguientes enfermedades se han disparado:

- Enfermedades cardíacas
- Diabetes tipo 2
- Obesidad
- Demencia
- Enfermedad de Alzheimer
- Presión arterial alta
- Niños con prediabetes o diabetes tipo 2
- TDA y TDAH
- Trastorno metabólico
- Enfermedades prevenibles

A lo largo de los años, varios estudios han desaprobado la supuesta relación directa entre las grasas saturadas y las enfermedades del corazón. Muchos de los investigadores recibieron burlas, pero después de las burlas se ha demostrado que tenían razón.

Es muy interesante que, en 1999, el investigador italiano, Alessandro Menotti, quien fue el investigador principal del famoso estudio de siete países de Keys, volvió a analizar los datos. Descubrió que eran los dulces, no las grasas, los que tenían mayor influencia sobre las enfermedades del corazón.[3]

En la actualidad, Keys, conocido como "el padre del colesterol", probablemente no habría salido adelante con su lamentable investigación. Como destacó recientemente un investigador: "Simplemente agarrar las estadísticas que encajan con la teoría que uno tiene es un pecado científico fatal".[4] Keys también tiene el mérito de ser "el padre de la hipótesis de los lípidos", que es la teoría de que existe un vínculo entre los niveles de colesterol y el riesgo de enfermedades cardíacas. La controversia del colesterol relaciona la ingesta de grasas saturadas con las enfermedades cardíacas.

El mundo le creyó a Keys. Sin embargo, nuestras investigaciones actuales dibujan un cuadro muy diferente. "Ahora sabemos por la investigación, que los azúcares y los carbohidratos refinados son la verdadera causa de obesidad y enfermedades cardíacas, y no las grasas, como nos han dicho", escribió Mark Hyman, director médico del Centro UltraWellness y el Centro para Medicina Funcional de la Clínica Cleveland. "Los carbohidratos encienden el interruptor metabólico, causando un pico en la hormona insulina, y esto conduce a almacenamiento de grasa (especialmente grasa abdominal peligrosa)".[5]

A pesar de que investigadores de todo el mundo presentaron pruebas de que Keys estaba equivocado, fue demasiado tarde. Prácticamente el mundo entero compró la creencia de que la grasa era mala.

No obstante, los datos y también la investigación honesta tienen su manera de ser persistentes. Es esta negativa terca por parte de algunos médicos, investigadores, nutricionistas e incluso pacientes lo que está ayudando a producir un cambio de paradigma. Ciertas grasas son muy saludables, y otras grasas son muy inflamatorias. Las grasas adecuadas son críticas para una buena salud.

El cambio de paradigma está tomando un tiempo increíblemente largo para producirse porque hay muchas personas, negocios y agencias que creyeron a Keys, y porque se gastó mucho dinero en su investigación.

Afortunadamente, el cambio de regreso a una dieta más equilibrada se está produciendo de todos modos.

EL REGRESO DE LA DIETA CETOGÉNICA

Uno de los médicos que hablaron con más fuerza a favor de la dieta cetogénica y su consumo de muchas grasas, lo cual contradecía directamente a la sociedad y todo el campo médico, fue Robert Atkins. Él abrió su consulta de cardiología en la ciudad de Nueva York en la década de los sesenta. Era joven y, sin embargo, tenía sobrepeso, era letárgico y estaba frustrado por su incapacidad de domar su cuerpo.

En busca de respuestas, descubrió una dieta baja en carbohidratos del Dr. Alfred Pennington. Siguiendo esa dieta, Atkins perdió peso fácilmente. Incluso, fue contratado por una empresa para ayudar a sus empleados a perder peso, y tuvo un éxito increíble en lograrlo. A lo largo de los años, Atkins refinó su dieta para que fuera una dieta baja en carbohidratos, alta en grasas y proteínas. A medida que se fue extendiendo su reputación, su dieta al final terminó en la revista *Vogue*, y durante un tiempo se denominó "la dieta Vogue". En 1972, finalmente publicó *La dieta revolucionaria del Dr. Atkins*, un libro que vendió cientos de millones de ejemplares, y llegó a convertirse en el libro de dieta de mayor venta de todos los tiempos.

ES UN HECHO

Las grasas saturadas, prohibidas por ser malas para nuestra salud, con frecuencia son sustituidas por grasas interesterificadas (IE), las cuales son peores. En las grasas IE, los ácidos grasos son traspasados de una molécula de triglicérido a otra a fin de cambiar el punto de fusión y evitar que el aceite se ponga rancio con tanta rapidez.

Tal como se esperaba, surgió controversia en torno a Atkins, que fue catalogado como "charlatán", y en torno a su dieta. Lo ridiculizaron y difamaron, y casi revocaron su licencia médica. Parte de la resistencia estaba basada en el hecho de que Atkins no tenía estudios extensos que demostraran sus esfuerzos. Sí tenía incontables testimonios o ejemplos positivos de cómo funcionaba, incluyendo cifras reales de personas reales, pero para la comunidad médica, un estudio oficial significaba más que libros de éxitos de ventas y miles de testimonios.

Frederick Stare de Harvard, un nutricionista que es considerado uno de los maestros más influyentes del país, testificó sobre Atkins delante del Comité del Senado sobre nutrición y necesidades humanas en abril de 1973. "Cualquier libro que recomiende cantidades ilimitadas de carne, mantequilla y huevos… es peligroso", dijo. "El autor que hace esa sugerencia es culpable de mala práctica".

Yo tuve la ocasión de charlar algunas veces con Atkins en la década de los noventa y principios del 2000 en conferencias médicas. Dialogamos sobre salud y dietas, y le hice preguntas acerca de los avances más novedosos en medicina nutricional. En el 2003, Atkins resbaló en una acera helada y se cayó, fracturándose el cráneo. Murió nueve días después.

Keys murió en el 2004, un año después de Atkins. Durante los cincuenta años de investigación y estudios de Keys, los índices de enfermedades cardíacas aumentaron, a pesar de esfuerzos globales concertados para recortar la grasa de nuestras dietas. En verdad, estamos peor ahora que cuando Keys comenzó.

Nueva investigación y numerosos estudios están mostrando que Atkins y muchos otros que hablan contra la locura de todo lo bajo en grasa y alto en carbohidratos, estaban y están en lo cierto. Investigadores como Jeff Volek y Stephen Phinney, ambos desde el lado *fitness* de las cosas, realizaron estudios para verificar sus creencias. Sus descubrimientos revelaron, entre incontables otras cosas, lo siguiente sobre la dieta Atkins:

- La dieta baja en carbohidratos funciona.
- La salud cardiovascular no resulta perjudicada.
- La parte de la dieta alta en grasas realmente disminuye el riesgo de enfermedades cardíacas y diabetes.
- El HDL (colesterol bueno) aumenta.
- Los triglicéridos, la presión arterial alta y la inflamación disminuyen.[6]

En cuanto a la teoría de Keys de que la grasa, y especialmente la grasa saturada, era la causa de enfermedades cardíacas, eso ha quedado desmentido firmemente. Rajib Chowdhury y su equipo repasaron setenta y dos de los mejores estudios sobre grasas y enfermedades cardíacas que incluían a más de seiscientas mil personas de dieciocho países. Descubrieron de modo concluyente que no hay evidencia alguna de que exista una conexión entre la grasa en la dieta o la grasa saturada y las enfermedades cardíacas.[7]

> ## ES UN HECHO
> No existe ninguna correlación entre la ingesta de grasas saturadas y las enfermedades cardíacas.

No hay vuelta atrás ni modo de deshacer la historia. La creencia de que la grasa es mala esta aún cimentada como un "hecho demostrado" en las mentes de muchos, pero ese barco, aunque ha salido a navegar, tiene muchos agujeros.

Es cierto, la grasa (especialmente la grasa saturada) sigue siendo considerada como el enemigo. Preguntemos a cualquier médico y probablemente obtendremos la misma advertencia sobre no comer demasiados huevos, demasiada proteína animal, evitar la mantequilla, comer más frutas y verduras, tomar una estatina para disminuir el colesterol, y muchas otras cosas. Y para perder peso, la mayoría de los médicos siguen recomendando una dieta baja en grasas.

Al final, ya sea por un deseo de perder peso o por desesperación por vencer una enfermedad, las personas van a encontrarse cara a cara con los beneficios de una dieta cetogénica. En este punto, tendrán que cambiar de opinión y decidir lo que van a creer.

UNA DIETA CETOGÉNICA REVISADA Y ACTUALIZADA

En más de treinta años de práctica de la medicina, he diseccionado casi cada dieta que existe. He medido, contado y calculado, y he aprendido lo que funciona y no funciona para perder peso. He supervisado, aconsejado y trabajado directamente con miles de pacientes para ayudarlos a estar sanos y mantenerse sanos.

Aunque Atkins tenía razón con muchos aspectos de su dieta, yo propongo una dieta cetogénica que es diferente a la de él por dos razones principales:

1. *Proteína.* Comer demasiada proteína causa que el cuerpo convierta el exceso de proteínas en azúcar, lo cual derrota parte de los beneficios de la dieta cetogénica. Escoja carnes alimentadas con pasto y pescado salvaje en lugar de carnes procesadas, carnes alimentadas con granos y pescado de piscifactoría. Tienen demasiadas toxinas.

2. *Grasas más saludables.* Comer cualquier grasa puede que funcione para adelgazar en la dieta cetogénica, pero a la larga es mucho mejor comer grasas saludables, ya que no son inflamatorias.

Yo creo que la dieta de la Zona Keto es la dieta más saludable del mundo. La dieta, según mi opinión, es más importante que cualquier medicina, ejercicio o suplementos. Los alimentos que componen la dieta son lo que hace que funcione. Ninguna otra cosa se compara para la pérdida de peso, para vencer o manejar las enfermedades, y para crear un estilo de vida saludable y equilibrado para seguir adelante.

Si tiene seres queridos que han batallado con perder peso o que puede que tengan cáncer, diabetes tipo 2, Alzheimer, Parkinson, trastorno autoinmune, obesidad, enfermedades cardíacas u otra aflicción, ahora puede que tenga una respuesta muy real para ellos.

Como sabe, no puedo decir que la dieta de la Zona Keto curará *toda* enfermedad. Podrían demandarme por eso. Pero afirmaré con valentía que la dieta de la Zona Keto recorrerá un largo camino en ayudar a tratar, manejar, revertir y algunas veces curar muchas enfermedades.

Y si quiere perder peso, la dieta de la Zona Keto es ideal. Funciona increíblemente bien, y los efectos secundarios positivos son asombrosos.

¿A qué está esperando?

"Perdí 98 libras (44 kilos) en quince meses. Solía estar cansado, aletargado, malhumorado y deprimido. ¡Todo ha cambiado!".

—*Dan*

CAPÍTULO 3

AUMENTO DE LA NUEVA EPIDEMIA

LUISA DIJO QUE QUERÍA ADELGAZAR 20 libras (9 kilos). Le expliqué cómo funcionaba la dieta de la Zona Keto, le ayudé a poner en marcha la dieta y le di algunas recetas, y entonces ella agarró el plan y corrió con él.

Unos meses después, ella estaba de regreso. Había perdido las 20 libras. "Tengo mucha más energía, mi mente es más aguda, ¡y perdí peso!", dijo con entusiasmo. "Este es el mejor programa de pérdida de peso que he probado jamás".

Sonreí. Si Luisa puede hacerlo y tener éxito a los setenta años de edad, entonces el resto de nosotros no tenemos ninguna excusa real.

No mucho tiempo después, un esposo y su esposa entraron a mi consulta. Tenían cuarenta y tantos años. Aunque no eran obesos por definición, claramente se dirigían hacia esa dirección. A menos que decidieran hacer algo diferente, era solo cuestión de tiempo.

El esposo explicó: "No comemos muchos postres. Damos paseos, comemos muchas frutas y verduras, comemos solamente pan integral e intentamos evitar las grasas. Estamos siguiendo las indicaciones de nuestro médico y comiendo sano, pero no está funcionando".

La esposa añadió: "Yo misma he probado numerosas dietas, pero parece que el peso siempre regresa, y más del que había antes".

Les hablé de Luisa, que perdió 20 libras sin hacer un esfuerzo a su edad. Eso pareció motivarlos.

Entonces expliqué que la persona promedio, si sigue la dieta baja en grasas y alta en carbohidratos que indican todas las agencias médicas, nutricionales y gubernamentales, probablemente seguirá subiendo de peso cada vez más.

"Lo que empeora esto aún más es que el proceso de subir peso se acelera con la edad", expliqué. "Realmente se dispara en torno a los cincuenta años".

Ellos se miraron el uno al otro y dijeron al mismo tiempo: "¿Qué tenemos que hacer?".

EL EFECTO DOMINÓ

Todo el tiempo llegan personas a mi consulta buscando ayuda para perder esos kilos que no se van o suplicando ayuda para detener la subida de peso que va en aumento sin parar. Su peso es incontrolable.

¿Cómo es que nosotros, con todos nuestros avances tecnológicos y avances médicos, oportunidades educativas sin límite, hemos tenido hábitos alimentarios tan malos que enfermamos por lo que comemos? ¿Es que no sabemos nada mejor?

Parece que no. En 1960, solamente uno de cada siete estadounidenses era

ES UN HECHO

Los refrescos y otras bebidas azucaradas disparan el azúcar en la sangre y los niveles de insulina, y conducen a la subida de peso.[9]

obeso. Actualmente estamos en uno de cada tres, y en el año 2050 se calcula que la proporción será de uno de cada dos.[8]

Cuando "el padre del colesterol", Ancel Keys, comenzó la revolución baja en grasas y alta en carbohidratos, se convirtió en el estándar de oro para la salud y la nutrición. También dio comienzo al mayor efecto dominó multimillonario de todos los tiempos.

*Efecto dominó: la comunidad médica siguió
los descubrimientos erróneos de Keys.*

Con la recomendación de la Asociación Médica Estadounidense (AMA, por sus siglas en inglés) y la Asociación Americana del Corazón (AHA, por sus siglas en inglés) de disminuir la grasa y aumentar la ingesta de carbohidratos, ¿qué podrían hacer las empresas alimentarias excepto seguir la corriente?

*Efecto dominó: las empresas alimentarias siguieron
los consejos médicos.*

Los alimentos procesados se convirtieron cada vez más en el estándar dentro de la sociedad; desde los granos en el pan fresco hasta alimentos que vienen metidos en cajas, y desde lácteos a verduras enlatadas, todo cambió.

*Efecto dominó: los alimentos se volvieron menos
nutritivos que nunca antes.*

Quedaron fuera las grasas naturales "malas" solo para ser sustituidas por féculas muy procesadas, sirope de maíz alto en fructosa, edulcorantes artificiales y conservantes.

*Efecto dominó: todo el mundo comía más carbohidratos,
tal como les indicaban.*

Además de comer pocas grasas, se recomendaba que la mayoría de nuestras calorías diarias provinieran de los carbohidratos. ¿Qué podía ir mal?

Efecto dominó: comer la cantidad diaria recomendada de carbohidratos produjo subida de peso en niños y adultos, y justamente detrás siguió la enfermedad.

Fue en este punto donde el hombre comenzó a volar realmente. No estoy hablando de los hermanos Wright y su primer aeroplano. En cambio, estoy hablando de la velocidad a la cual nos dirigimos hacia la enfermedad.

El efecto dominó desde este punto en adelante fue exponencial. Hay aproximadamente treinta y cinco enfermedades importantes que están directamente relacionadas con los índices de obesidad. Por lo general, mientras más subimos de peso, más enfermos nos ponemos, y las cifras normalmente empeoran.

Por lo tanto, en esencia, ¡la epidemia de obesidad puede que esté desencadenando el aumento de aproximadamente otras treinta y cinco epidemias!

Hablando de cifras, se calcula que en el 2030, los costos para los Estados Unidos de todas estas enfermedades prevenibles alcanzarán casi los cincuenta trillones de dólares acumulativamente.[10]

¿Quién va a pagar todo eso?

Como médico, la palabra clave para mí en todo esto es *prevenible*. En más de treinta años de práctica de la medicina y después de tratar a miles de pacientes en la pérdida de peso y la enfermedad, no hay cuestión alguna en mi mente de que la epidemia que barre nuestra nación es totalmente y sin ninguna duda prevenible.

Sin embargo, en lugar de ir a la raíz del problema, que es los alimentos que comemos, nuestro hábito es dirigirnos a los síntomas.

Efecto dominó: creamos cada vez más medicinas,
pastillas, suplementos y cirugías para intentar combatir
los efectos de nuestra dieta "saludable" baja en grasas y
alta en carbohidratos.

Los índices de enfermedades están aumentando a una velocidad asombrosa, pero realmente no estamos haciendo nada para retener esa marea. Crear nuevos medicamentos no ayuda mucho, ni tampoco lo hace otro yogurt bajo en grasas o una nueva margarina que disminuye el colesterol, ni tampoco pautas ligeramente revisadas de la USDA (Departamento de Agricultura de los Estados Unidos), o incluso almuerzos escolares nuevos y mejorados.

En retrospectiva, habría sido mejor si sencillamente comiéramos desde un principio los azúcares, grasas y otros ingredientes naturales que estaban en los alimentos. Pero no podemos regresar y rehacer el pasado.

A pesar de lo que hicimos bien o mal anteriormente, no hay duda de que necesitamos hacer las cosas de modo diferente desde ahora. Eso va a requerir no solo que veamos las cosas de manera distinta, sino también que entendamos ciertos hechos y actuemos en consecuencia.

Hay tres verdades fundamentales que cada uno de nosotros necesitamos entender en la cultura actual. Armados con esa realidad, podemos navegar por la vida y alcanzar los resultados que queremos con mayor facilidad.

Necesitamos hacer las cosas de modo diferente.

PRIMERA VERDAD DE SALUD

Ver el azúcar y el exceso de carbohidratos como el enemigo

En 1999, cuando el investigador italiano Alessandro Menotti volvió a analizar los datos del infame estudio de siete países de Keys, descubrió que los dulces tenían una mayor influencia que las grasas en las enfermedades cardíacas.

¿Los dulces? ¿De veras? ¿Podían ser la verdadera causa de la epidemia de obesidad los dulces que comemos en forma de azúcares, carbohidratos, féculas y sirope de maíz alto en fructosa?

> **ES UN HECHO**
>
> Si la vida es una tragedia, el azúcar es el verdadero villano.

Reconozcamos que no estamos hablando solamente de azúcar de mesa o caramelos. El exceso de carbohidratos y féculas que comemos finalmente se descompone hasta formar azúcar. Los carbohidratos también llegan en forma de frutas, pan, ciertas verduras (especialmente papas), pasta, bebidas, salsas, condimentos, la mayoría de lácteos, productos enlatados, postres, yogurt, cereales, granos (trigo, maíz, arroz, avena), jugos, y muchos otros.

Sí, exactamente; el azúcar está prácticamente en todo lo que comemos.

Los carbohidratos en forma de trigo, maíz, arroz y papas son las fuentes de carbohidratos más consumidos. Nuestro cuerpo convierte estos carbohidratos y féculas en azúcar, el cual dispara los niveles de insulina y después usualmente almacena en forma de grasa cualquier caloría extra.

Estos carbohidratos en forma de panes, cereales sin gluten, tortillas, arroz, pasta y papas nos están haciendo daño a todos. Consideremos las siguientes palabras del cardiólogo William David: "Aparte de algo de fibra extra, comer dos rebanadas de pan de trigo integral no difiere mucho, y a menudo es peor, que beber una lata de refresco edulcorado o comer una barrita de caramelo".[11]

Más adelante hablaremos más sobre los carbohidratos que se convierten en azúcar. Por ahora, sabemos que los dulces invitan a la enfermedad y son el enemigo de la pérdida de peso. Aunque puede que el azúcar no sea nuestro amigo, de todos modos, está en todas partes. La revolución de la dieta baja en grasa y alta en carbohidratos que comenzó en la década de los cincuenta trajo con ella el crecimiento explosivo de enfermedades prevenibles. ¿Cuál es el combustible que está detrás de cada una de estas enfermedades? Sí, lo ha adivinado: azúcar y exceso de carbohidratos y féculas.

Quizá esté pensando: *Pero yo no como tanto azúcar o carbohidratos en un día.* Pero puede que le sorprenda descubrir lo que está sucediendo a nivel nacional. Hay estudios que muestran que los estadounidenses comen como promedio 19,5 cucharaditas (82 gramos) de azúcar cada día.[13] Si vemos esta estadística de locura en peso, eso se acerca a 66 libras (30 kilos) de azúcar en un año por persona.[14] Algunos dicen que la cifra es mucho más elevada, con cálculos de hasta 152 libras (69 kilos) de azúcar y 146 libras (66 kilos) de harina consumidos por el estadounidense promedio cada año.[15]

Esta cantidad de azúcar consumida diariamente no es un problema que puede resolverse cepillándonos más veces los dientes. Cuando el azúcar (en sus diversas formas como panes, pasta, jugos y cereales) entra en nuestro cuerpo, crea una cadena de eventos que nos causan un daño indecible.

> **ES UN HECHO**
>
> El arroz blanco es más potente que las sodas azucaradas para causar diabetes, y un plato de arroz blanco al día regularmente aumenta el riesgo de diabetes en un 10%.[12]

Si eso no fuera suficiente, el azúcar en sí no hay que tomarlo a la ligera:

- El azúcar es adictivo, tanto o más que la cocaína o el alcohol.[16]
- El azúcar nos hace tener hambre y querer comer más.[17]
- El azúcar modifica las hormonas del apetito, lo cual significa que nuestro cuerpo no puede decir cuándo tiene hambre verdaderamente o está satisfecho. Como resultado, comemos más.[18]

Además, en su relación con los alimentos he descubierto que:

- El azúcar eleva la insulina, programándonos para más almacenamiento de grasa.
- El azúcar usualmente nos produce una sensación "tranquilizante" después, lo cual conduce a irritabilidad, letargo, sentimientos depresivos, y más ingesta de azúcar para hacernos salir de ese estado.
- El azúcar evita que quememos grasa cuando hacemos ejercicio en el gimnasio.

Para empeorar aún más las cosas, hace muchos años alguien tuvo la brillante idea de fabricar edulcorantes artificiales. ¿Qué podía salir mal? Quizá fue una medida para recortar costos o un esfuerzo por disminuir las calorías; realmente eso no importa. Lo que importa es lo que le sucede a nuestro cuerpo cuando los ingerimos. Esta es una instantánea:

- Aumento del apetito
- Antojos insaciables de alimentos

- Subida de peso
- Desequilibrio de las hormonas del apetito
- Vínculos directos con la obesidad y la diabetes
- Daña las bacterias intestinales buenas

Algunos edulcorantes artificiales son más parecidos a un pesticida que a un azúcar. Y de modo similar a los pesticidas, algunos de los productos químicos son almacenados en el cuerpo como toxinas, porque no pueden ser descompuestos. Créame: no querrá que su cuerpo almacene toxinas, y eso es precisamente lo que sucede, por lo general, cuando consume edulcorantes artificiales.

Cuando se trata de la pérdida de peso, los azúcares y edulcorantes artificiales le harán salir de la Zona Keto, que es el estado en el cual tiene lugar la quema de grasa óptima. Hablaremos más sobre esto en páginas posteriores, pero, aunque sea solamente para perder peso, necesita evitar casi por completo los azúcares y los edulcorantes artificiales en todas sus formas.

> **ES UN HECHO**
>
> En los edulcorantes artificiales, como la Stevia o fruta del monje, los productos líquidos son un poco mejor que en polvo, porque los polvos tienen diminutas cantidades de maltodextrina, un aditivo con contenido calórico. No hay calorías en la versión líquida.

Es triste, pero el azúcar está prácticamente en todo lo que comemos. Además de eso, es el combustible que está detrás de muchas enfermedades prevenibles que están matando a millones de personas cada año. Da bastante miedo, ¿no es cierto?

Si se está preguntando si estamos condenados a una vida de alimentos sosos, sepa que no lo estamos.

¿O quizá estamos condenados a una vida de enfermedades? Tampoco a eso.

En cuanto a los azúcares y edulcorantes para bebidas y para cocinar, hay varias formas de edulcorantes naturales que son seguras. Yo recomiendo Stevia, fruta del monje y alcoholes dulces como el eritritol y el xilitol, que son saludables y tienen un bajo contenido calórico que los hace ideales para una vida sana y para la pérdida de peso en la dieta de la Zona Keto. Stevia y fruta del monje están en formas líquida o en polvo, aunque la forma líquida es un poco mejor. (Tenga cuidado de no consumir cantidades excesivas de xilitol, porque puede causar molestias gastrointestinales).

¿Y qué del azúcar regular, caramelos, siropes, miel, jugos, galletas, panes, pasta, pasteles, y todas las demás formas incontables de "dulces" con las que nos criamos y que no queremos dejar? La respuesta es evitarlas por ahora y comenzar a hacer postres saludables que le ayuden a avanzar hacia sus metas de pérdida de peso.

SEGUNDA VERDAD DE SALUD

Sepa que toda grasa NO es su enemiga

Yo solía pensar que la grasa saturada era mala. Vamos, a todo el mundo le han enseñado eso, ¿cierto? Pero ¿es cierto? Consideremos lo siguiente:

Cuando entendemos y comenzamos a comer grasas saludables, controlaremos el apetito, domaremos el hambre, perderemos peso, eliminaremos la inflamación, y descubriremos que el cuerpo usualmente comienza a curarse por sí solo.

Eso es un hecho demostrado. Y es saludable. ¡Es también parecido a un salto mental!

Para comenzar, sepa que estamos hablando de escoger la combinación correcta de aceite de pescado, grasas monoinsaturadas saludables y grasas saturadas saludables; minimizar las grasas poliinsaturadas y escoger las saludables (por ejemplo, nueces y aceite prensado en frío como el aceite de semilla de uva); y no cocinar nunca con grasas poliinsaturadas.

Los siguientes son algunos hechos más que podrían sorprenderle sobre que las grasas no son malas para su corazón:

- Mientras mayor sea la ingesta de grasas saturadas, menos acumulación de placa hay en las arterias.[19]
- Sustituir carbohidratos por proteína o grasa disminuye los niveles de triglicéridos y aumenta los niveles de HDL.[20]
- Comer grasas saturadas disminuye el pequeño LDL denso y aterogénico y aumenta el LDL inflado, grande e inocuo.[21]
- Más de setenta estudios académicos han descubierto que el consumo de grasa saturada, a pesar de lo que nos han enseñado durante generaciones, no es la causa de enfermedades del corazón.[22]

Cierto es que puede ser necesario un tiempo para que se asimile la nueva realidad, que ciertas grasas son, sin duda, buenas para nosotros, e incluso más tiempo para que esa realidad se convierta en una parte natural de la vida.

Es cierto que va en contra de mucho de lo que nos han enseñado, pero es imposible argumentar que nuestra dieta actual recomendada baja en grasas y alta en carbohidratos que hemos seguido durante generaciones en realidad nos hace estar más sanos. ¡Precisamente, lo contrario es cierto!

¿Cómo desempeña su parte el comer grasas saludables en la dieta de la Zona Keto? ¿Y cómo ayuda a perder peso? En pocas palabras (y explicado completamente en las páginas que siguen), esto es lo que sucede cuando nuestro cuerpo está en la Zona Keto:

Nuestro cuerpo quema exceso de grasa almacenada como combustible cuando reducimos bastante la ingesta de carbohidratos. Las grasas saludables ayudan a quemar grasa, acelerar el metabolismo, controlar el apetito, reducir los antojos alimentarios, aumentar la energía, a tener sentimientos de felicidad y agudizar el pensamiento.

Comer una cantidad moderada de proteínas, junto con las grasas saludables y menos carbohidratos, convierte nuestro cuerpo en una máquina de quemar grasa. No solo es natural y sano; es realmente increíble de experimentar.

Por ahora, sepa que la grasa no es su enemiga.

TERCERA VERDAD DE SALUD

Aceptar que las reglas han cambiado

> ### ES UN HECHO
>
> Cuando controla sus niveles de insulina, controla su pérdida de peso. Un nivel de sérum de insulina de tres o menos usualmente está relacionado con la pérdida de peso.

La tercera verdad de salud fundamental es para muchos el mayor momento de "revelación" en su comprensión de lo que es la dieta de la Zona Keto, porque les ayuda a entender cómo funciona. Cuando entienden esto, todas las otras piezas del puzle parecen encajar en su lugar. Se debe a que las reglas han cambiado.

Para preparar el escenario, considere esta pregunta que quizá usted mismo se haya hecho: ¿Por qué no puedo comer lo que solía comer *y que me vaya bien?*

Mis pacientes me preguntan eso todo el tiempo. Están asombrados y genuinamente enojados porque sus cuerpos no pueden seguir con los alimentos y las bebidas que están acostumbrados a consumir. Todo iba bien cuando eran más jóvenes, entonces, ¿de dónde salieron esos michelines, ese estómago hinchado, esa grasa abdominal?

Lo que mis pacientes han hecho es enfrentarse cara a cara con la realidad fría, dura e implacable de la sensibilidad a los carbohidratos. Esta es su nueva norma, les guste o no.

La mayoría de las personas acumulan lentamente una sensibilidad a los carbohidratos y se vuelven resistentes a la insulina a medida que envejecen, estando el punto álgido usualmente en torno a los cincuenta años de edad. Si un hombre tiene un contorno de cintura de cuarenta pulgadas (101 cm), ya es sensible a los carbohidratos y resistente a la insulina (35 pulgadas o 89 cm para las mujeres).

Esta sensibilidad a los carbohidratos y resistencia a la insulina son lo que se traduce directamente en grasa abdominal.

Nuestro cuerpo produce insulina de modo natural para disminuir, equilibrar y utilizar los azúcares que comemos (a menos que seamos diabéticos tipo 1). Pero a medida que envejecemos, las cosas comienzan a cambiar.

La insulina es una hormona. A nivel celular, se enlaza a receptores en la superficie de la célula y entonces permite que el azúcar pase a la célula (parecido a abrir un cerrojo, siendo la insulina la llave y el receptor el cerrojo). Esto hace posible que el azúcar sea tomado de la sangre, transportado a la célula, y utilizado como energía. Básicamente, se necesita la insulina para poner a trabajar el azúcar.

Sin embargo, si el cuerpo es sensible a los carbohidratos y, por lo tanto, resistente a la insulina, los receptores en la membrana celular actúan como un cerrojo oxidado. Cuando la insulina intenta enlazarse a los receptores en la superficie de la célula, no puede hacerlo tan bien y, como resultado, parte del azúcar no puede entrar en la célula y se queda en la sangre. Entonces, el azúcar y los niveles de insulina aumentan en la sangre.

Un aumento en los niveles de azúcar significa que el cuerpo necesita producir más insulina aún para intentar llevar el azúcar a las células. El páncreas seguirá produciendo cada vez más insulina en un esfuerzo por disminuir el azúcar en la sangre. Esto a su vez tiene más consecuencias.

En el área de la pérdida de peso, ocurren dos cosas muy decepcionantes. En primer lugar, sus hormonas del apetito que le dicen cuándo tiene hambre o cuándo está satisfecho quedan alteradas como resultado de cantidades excesivas de insulina.

Cuando mis pacientes se quejan de que pueden comer mucho y seguir sintiendo hambre, es precisamente esta alteración de las hormonas del apetito la que se está produciendo. Es casi imposible perder peso si no pueden manejar su apetito, y son incapaces en este punto de manejar su apetito debido al exceso de insulina. Están atascados. (Hablaremos más sobre este tema en el capítulo 10).

En segundo lugar, la resistencia a la insulina literalmente impide que el cuerpo queme grasa.

Durante años, mis pacientes han estado diciendo casi lo mismo: "Parece que mientras más carbohidratos como, mi cuerpo es menos capaz de perder peso". Tienen toda la razón. No pueden quemar grasas, porque el exceso de ingesta de carbohidratos y elevados niveles de insulina están bloqueando todo el proceso de quemar grasa. Tener alta la insulina es como encender un interruptor que programa el cuerpo para almacenar grasa, especialmente la temida grasa abdominal. Compruebe sus niveles de insulina, y si están por encima de tres, entonces hay una buena posibilidad de que le resulte difícil perder peso.

En este punto de resistencia prolongada a la insulina es donde comenzamos a ver trastorno metabólico, prediabetes y, finalmente, diabetes tipo 2, y muchas otras enfermedades comienzan a asomar sus feas cabezas.

La buena noticia es que la sensibilidad a los carbohidratos y la resistencia a la insulina pueden ser hundidas. Para quienes están aparentemente en una batalla contra su peso en la que todos pierden, hay un camino de salida. Es posible volver a situar su cuerpo en el rumbo correcto, controlar sus hormonas, manejar su apetito y perder peso.

Por eso es absolutamente necesario disminuir los niveles de insulina, que es lo que sucede en la dieta de la Zona Keto. Al disminuir los niveles de insulina, capacitamos al cuerpo para que siga perdiendo peso, tanto como queramos. Cuando controla sus niveles de insulina, es usted quien tiene el control.

Dicho todo eso, permítame recordarle lo que nos dicen que comamos diariamente. Las Pautas Alimentarias para los Estadounidenses de 2015-2020 dicen que deberíamos consumir del 45% al 65% de nuestras calorías de los carbohidratos.[23] ¡Acabamos de programarnos para almacenar grasa!

La mayoría de las personas que comen las cantidades diarias recomendadas van a subir de peso, finalmente serán obesas, y se verán forzadas a batallar con las muchas enfermedades prevenibles que llegan directamente después de la obesidad. Lo que eso significa es que la mayoría de nosotros, especialmente a medida que envejecemos, necesitamos seguir una dieta con menos carbohidratos que cuando éramos jóvenes. Necesitamos aceptar que las reglas han cambiado y hacer algo al respecto.

Usted ahora conoce algunos de los efectos, causas y la lógica que están detrás de los alimentos que consumimos. El conocimiento no solo produce poder, sino que también produce esperanza, y eso es muy bueno cuando se trata de alimentos, dietas, familia, diversión y un estilo de vida saludable.

RECUPERE SU VIDA

Por fortuna, nuestros cuerpos fueron creados de tal manera que podemos acudir a la fuente (los alimentos) y hacer cambios que tendrán un efecto positivo en cascada en cada área de nuestras vidas. He visto a tantos pacientes vencer sus situaciones "imposibles" y recuperar sus vidas (literalmente en algunos casos), que no tengo ninguna duda de que todos podemos vencer lo que nos aflige.

Sigo esos ánimos con un firme consejo de comenzar enseguida, ya que todos estamos bajo el reloj. Y hablando de modo práctico, cuanto más pronto comience, más pronto podrá recuperar su vida hasta que sea como usted la quiere.

¿Cómo se desempeña todo esto en la dieta de la Zona Keto? Encaja de manera hermosa. Voy a explicarlo brevemente:

Supongamos que su cuerpo puede quemar 100 gramos de carbohidratos por día y no acumular nada de grasa. Todos somos diferentes, pero digamos que esa es la cifra ideal que usted puede manejar.

Ahora bien, si está siguiendo la ingesta diaria de carbohidratos recomendada por el USDA (Departamento de Agricultura de los Estados Unidos), estará consumiendo de 200 a 300 gramos de carbohidratos al día. De ahí provienen el exceso de peso y los problemas de salud.

En la dieta de la Zona Keto, disminuimos su ingesta diaria de carbohidratos hasta unos 20 gramos al día, elevamos su ingesta de grasas saludables y mantenemos una ingesta moderada de proteínas. Eso hace que su cuerpo pase a quemar grasa en lugar de utilizar el azúcar usual como combustible. ¡Usted acaba de pasar a la Zona Keto, o su zona de quemar grasa! Ahora está quemando grasa y no azúcar como su combustible principal.

Sus cifras de insulina pasan a estar totalmente bajo su control en este punto, y puede perder tanto peso como quiera. La sensibilidad a los carbohidratos no es un problema, porque ha disminuido temporalmente su ingesta de carbohidratos por debajo del umbral de carbohidratos de su cuerpo para subir de peso, y los niveles de insulina descienden drásticamente, programándolo para la pérdida de peso.

Cuando ha alcanzado su peso ideal, aumenta un poco los carbohidratos de 20 gramos a unos 50 a 100 gramos, y está estable. Cuerpo esbelto, sano, y no más subida de peso.

Así es como funciona. Eso es la dieta de la Zona Keto en pocas palabras. Parece muy sencillo, y realmente lo es.

"Nunca supe que el azúcar y
los alimentos con fécula saboteaban mis
esfuerzos para perder peso, hasta ahora".
—*Carrie*

CAPÍTULO 4

RESUMEN DE LA DIETA DE LA ZONA KETO

SARA LLEGÓ A MI CONSULTA no hace mucho tiempo, desesperada por encontrar respuestas. Me explicó que había engordado más de cien libras (45 kilos) en dos años, había contratado a un entrenador personal durante un año, y después había engordado otras 25 libras (11 kilos). También sufría ovarios poliquísticos y tenía fibromas.

"¿Qué estoy haciendo mal?", me preguntó. "Hago ejercicio una hora y media, cinco días por semana, he seguido la dieta baja en grasas de mi entrenador, ¡y lo único que hago es seguir engordando!".

Yo la elogié por su asombrosa tenacidad al hacer tanto ejercicio cada día, tener un entrenador personal y trabajar tan duro. "Sin embargo", le expliqué intentando decepcionarla suavemente, "no está funcionando, porque no puede funcionar para usted".

"¿Qué?", demandó ella inmediatamente. "Entonces, ¿cuál es la respuesta?".

Le expliqué que su base para la salud y la nutrición era equivocada por completo. Ella seguía una dieta baja en carbohidratos, pero no lo bastante baja, lo cual causaba que su metabolismo fuera más lento. Comía muy pocas grasas y su ingesta de proteínas era demasiado elevada, lo cual solamente añadía más producción de azúcar y más subida de peso. Y además de todo eso, sus entrenamientos estaban quemando solamente glicógeno (azúcar almacenado) y no grasa, y cuando el azúcar almacenado se agotaba, ella tenía más hambre para reponerlo. Se quejaba de que siempre tenía hambre.

No solo tenía la táctica de juego equivocada, sino que estaba jugando al juego totalmente incorrecto. Basándome en lo que ella estaba haciendo con su grado de sensibilidad a los carbohidratos, era imposible que perdiera peso.

ES UN HECHO

La ketosis es la condición natural y segura en la que el cuerpo quema grasa en lugar de azúcar como su fuente principal de combustible.

Ahora bien, *imposible* no es una palabra que a las personas que hacen dieta les gusta escuchar. ¡Eso sí que es ser un aguafiestas! Pero la buena noticia es que cuando ella tuvo el plan de juego adecuado y comenzó a construir sobre el fundamento correcto, mezclado con su increíble ética de trabajo, la grasa comenzó a quemarse, y la esperanza regresó.

Le expliqué la ciencia que está detrás de la dieta de la Zona Keto y que las mujeres con ovarios poliquísticos son especialmente sensibles a los carbohidratos y resistentes a la insulina. Sus ojos se iluminaron cuando llegó a entender la paradoja de cómo quemar grasa.

Pasando a la acción de inmediato, Sara comenzó alegremente la dieta de la Zona Keto. Disminuimos sus carbohidratos a 20 gramos por día, aumentamos considerablemente su ingesta de grasa saludable, disminuimos un poco las proteínas, y añadimos algunos suplementos que le faltaban.

Ella comenzó a perder peso inmediatamente.

En ese punto, con la grasa fundiéndose, ella estaba enojada con su entrenador personal. "¿Por qué no me lo dijo él?", preguntaba. Estaba frustrada por haber pasado un año sin mostrar resultados. Yo le dije que no era culpa del entrenador. Los entrenadores hacen todo lo que pueden para ayudar a las personas a perder peso, pero si siguen la misma dieta baja en grasas que el resto de la sociedad, el aumento de ejercicio físico no necesariamente va a funcionar para perder peso.

Resultó que Sara volvió a ser ella antes y después de la fotografía. El entrenador personal me contactó y me pidió más información. Ahora él pone a todos sus clientes en la dieta de la Zona Keto.

LO FUNDAMENTAL DE LA DIETA DE LA ZONA KETO

Como hemos hablado, la meta principal de la dieta de la Zona Keto es reducir la ingesta diaria de carbohidratos para disminuir el nivel crítico de carbohidratos de su cuerpo que le hace subir de peso. Esto a su vez hace que su cuerpo queme exceso de grasas en lugar de azúcares como su principal combustible.

El azúcar que su cuerpo quema usualmente es glucosa, que se produce por los carbohidratos (panes, azúcar, pasta, papas, jugos, refrescos, frutas, y bebidas edulcoradas) que usted come o bebe. Cualquier glucosa extra es almacenada en su hígado o sus músculos como glicógeno, o es convertida en grasa.

Al disminuir la ingesta de carbohidratos, los niveles de insulina también descienden y el metabolismo finalmente pasa a modo de quemar grasa. Comer alimentos que son saludables y aceleran el proceso de quemar grasa (en forma de una elevada cantidad de grasas saludables y una cantidad moderada de proteínas saludables) ayuda a controlar el apetito y alcanzar la meta de peso.

Esos son los elementos básicos de la dieta de la Zona Keto.

Cuando su cuerpo está en modo de quemar grasa, usted está técnicamente en el estado de ketosis. Muchas veces malentendida, la palabra *ketosis* suena ciertamente muy aterradora, que es una de las razones por las que las dietas cetogénicas en conjunto han tenido una prensa tan negativa. ¡Aterradora! ¡Mala! ¡Peligrosa! ¡Insegura! ¡Mortal!

La verdad es que la ketosis es el estado natural y seguro en el que nuestro cuerpo quema grasa en lugar de azúcar como su principal fuente de combustible.

De hecho, usted se acerca a la ketosis cuando duerme. Si cena alrededor de las seis de la tarde y bebe solamente agua antes de desayunar a las seis de la mañana, su cuerpo está muy cerca del estado de ketosis tras doce horas de ayuno. Ayunar más de doce horas hace lo mismo, o incluso más.

Pero después de desayunar o interrumpir su ayuno, su cuerpo usualmente no regresa a la ketosis otra vez en todo el día. Eso se debe a que su cuerpo está ocupado en digerir los alimentos que usted ha comido, y descomponiendo carbohidratos y féculas para convertirlos en azúcar. Si lo que usted come es la dieta normal baja en grasas y alta en carbohidratos, quemar azúcar es lo único que su cuerpo puede hacer durante el resto del día.

¡Imagine en cambio si su cuerpo estuviera quemando grasa durante todo el día! Aún mejor, imagine

> **ES UN HECHO**
>
> En la Zona Keto, su cuerpo es reprogramado para quemar grasa. La primera grasa que desaparece es normalmente la grasa abdominal.

sentirse lleno y satisfecho, agudo y alerta, ¡con una energía inagotable y sin deseos de alimentos durante todo el día!

Eso es lo que sucede típicamente a su cuerpo cuando usted está en la Zona Keto.

ZONA KETO: LO QUE SE PUEDE ESPERAR

Los alimentos son el enfoque, de modo que es normal preguntarse exactamente cuáles son las expectativas y los límites para la dieta de la Zona Keto. Desde la perspectiva de los carbohidratos, las grasas y las proteínas, el siguiente es un marco aproximado de lo que usted comerá mientras está en la Zona Keto:

Carbohidratos: 10% a 15% de la ingesta calórica diaria de carbohidratos saludables, como ensaladas de hoja verde, verduras sin fécula, hierbas y especias.

Grasas: 70% de la ingesta calórica diaria de grasas saludables, incluyendo grasas omega-3 (aceite de pescado), grasas monoinsaturadas saludables, grasas saturadas saludables, y un mínimo de grasas poliinsaturadas saludables.

Proteínas: 10% a 15% de la ingesta calórica diaria de proteínas saludables, como huevos de campo, pescado bajo en mercurio y carnes alimentadas con pasto, apuntando aproximadamente a un gramo de proteína por kilo de peso.[24]

Cuando la cantidad recomendada diaria de ingesta de carbohidratos es reducida de un 46% a 65% del total de calorías hasta un 15% (algunos necesitan un poco menos que eso), el cuerpo comienza de modo natural a quemar grasa en lugar de azúcar. Al añadirle a eso cantidades moderadas de proteínas y elevadas cantidades de grasas buenas, el cuerpo alcanza su zona óptima metabólica de quemar grasa.

En qué se traduce un 10% a15% de carbohidratos saludables o proteínas y el 70% de grasas saludables en cuanto a raciones y comidas, con menús y comida de verdad, quedará claro en las páginas siguientes.

Cuando alimente su cuerpo con un 10% a 15% de carbohidratos saludables, un 70% de grasas saludables, y un 10% a 15% de proteínas, ¡estará en su zona óptima metabólica de quemar grasa! Por lo general, las personas necesitan de uno a tres días para llegar a la Zona Keto (quizá de siete a catorce días para prediabéticos y diabéticos tipo 2), pero si le toma más de tres días, esté seguro de que llegará. Qué puede esperar cuando está en la Zona Keto:

- La peligrosa grasa abdominal usualmente se quema primero
- Se reduce el apetito
- No se tienen antojos, generalmente
- Una pérdida de 4-5 libras (2-3 kilos) de líquidos en la primera semana, y después normalmente de 1-2 libras (0,5-1 kilos) de grasa por semana después de eso (algunos pierden una libra por día)
- Tras un mes o más en la Zona Keto, muchas personas quedan satisfechas con solo dos comidas al día, en la mañana y en la tarde temprano (usualmente después de un mes o más)
- Por lo general, no hay punzadas de hambre
- Energía usualmente increíble, claridad mental y enfoque
- No se requiere contar calorías

LO QUE LE SUCEDE AL CUERPO EN LA ZONA KETO

Como ya sabe, cuando logra alcanzar la Zona Keto, su cuerpo quema grasa en lugar de azúcares. Este es el proceso de ketosis trabajando duro, producido por el hecho de que ha disminuido considerablemente su ingesta de calorías, hasta unos 20 gramos al día para comenzar, elevándolo más adelante hasta alcanzar su peso ideal.

Cuando está en ketosis, su cuerpo produce de modo natural ácidos en la sangre llamados *ketonas*, que son expulsados en la orina. Esas trazas de ketonas son una señal de que su cuerpo está descomponiendo grasa.

Durante décadas se ha sabido que seguir una dieta sin carbohidratos o baja en carbohidratos (entre 9 a 60 gramos de carbohidratos al día) con una ingesta moderada de proteínas (alrededor de un gramo de proteína por kilo de peso) producirá ketonas. Esa es una señal de que el cuerpo está en ketosis, lo cual es, de nuevo, un proceso natural y seguro. Cuando usted está quemando grasa en lugar de azúcar, debido a su baja ingesta de carbohidratos, las ketonas usualmente están en un rango de medida de 0,5 hasta un milimolar (mM). Los niveles de pH de la sangre son normales.

Cuando se habla de ketosis y ketonas, las personas generalmente dicen: "¡Un momento! Leí sobre la ketoacidosis, y es peligrosa".

Tienen razón: la ketoacidosis es peligrosa, pero tampoco es lo mismo que la ketosis. La ketoacidosis es potencialmente fatal, y es el resultado de niveles muy altos de ketona en la sangre, lo cual puede ocurrir en personas con diabetes tipo 1 o, en raras ocasiones, con diabetes tipo 2 que han destruido la mayoría de sus células productoras de insulina en el páncreas y necesitan insulina. A menos que usted tenga diabetes tipo 1 o tenga diabetes tipo 2 avanzada, no tiene que preocuparse por la ketoacidosis porque es imposible que su cuerpo llegue hasta ahí.

En la ketosis nutricional, que es de lo que estamos hablando en la dieta de la Zona Keto, usted está en un estado metabólico saludable donde sus niveles de azúcar en la sangre son normales y sus ketonas son bajas. En este estado de ketosis nutricional, usted quema grasa y controla su hambre y apetito. ¡Venga!

> **ES UN HECHO**
>
> Esté tranquilo: al limitar la ingesta de carbohidratos a 20 gramos por día, la inmensa mayoría de las personas entrarán en la Zona Keto y sus cuerpos comenzarán a quemar grasa en lugar de azúcar.

La pequeña cantidad de ketonas en la orina simplemente muestra que se ha activado la descomposición de la grasa. Eso es todo.

Para aclararlo aún más; en un estado de ketoacidosis los niveles de pH en la sangre son muy bajos, los niveles de azúcar en la sangre son extremadamente altos, y las personas con diabetes tipo 1 y etapa avanzada de diabetes tipo 2 no pueden producir insulina para contrarrestar el nivel de azúcar elevado en la sangre. Los niveles de ketona son generalmente de 15 a 25 milimolares, lo cual es muy alto y, por lo tanto, increíblemente peligroso. En la ketosis nutricional, los niveles de ketona son usualmente de 0,5 a 5 milimolares, pero es más común que sean de 0,5 a 3 milimolares.

Claramente, la ketosis y la ketoacidosis son completamente diferentes. Para muchos, sin embargo, suenan tan parecidos que suponen falsamente que son lo mismo.

Otro detalle más sobre su cuerpo en la Zona Keto que le interesará es el hecho de que las subidas de insulina, que su cuerpo produce para disminuir el azúcar en la sangre, detendrán toda la producción de ketonas. ¡La detienen por completo! Comer alimentos azucarados, féculas y carbohidratos normalmente aumenta el azúcar y los niveles de insulina, pero refrescos, jugos, cafés azucarados, té dulce, batidos, y muchas otras bebidas altas en azúcar general- mente aumentarán los niveles de insulina más que comer alimentos azucarados.

Si su cuerpo no puede producir ketonas, no está quemando grasa; y si no está quemando grasa, entonces generalmente no estará perdiendo peso. Esa es otra razón por la cual disminuir los niveles de insulina es absolutamente esencial para mantener el cuerpo en un estado óptimo de quemar grasa.

Ahora bien, si usted tiene diabetes tipo 1, le recomendaría los alimentos antiinflamatorios bosquejados en mi libro *Deje que los alimentos sean su medicina*. Sin embargo, con su usual manejo cui- dadoso del azúcar en la sangre, utilizar la dieta de la Zona Keto es también una opción saludable y viable para usted, mientras su médico lo supervise regularmente y ajuste sus dosis de insulina bajo la dirección de su médico.

Si tiene diabetes tipo 2 en etapa avanzada, entre con calma en la dieta de la Zona Keto. Le tomará más tiempo alcanzar la deseada Zona Keto, pero finalmente llegará. He visto que es increíblemente útil para las personas con diabetes tipo 2. Vaya con cuidado, pero los beneficios, como disminuir sus dosis de insulina, son asombrosos. Supervise diariamente sus niveles de azúcar en la sangre, y consulte con su médico regularmente.

MANERAS DE MANTENERSE EN LA ZONA KETO

Producidas como un resultado de que su cuerpo quema grasa, las ketonas son la guía de medida perfecta, como la varilla de nivel de un auto, por así decirlo, para ayudarle a que se mantenga en la zona. Con tiempo y con práctica, sabrá cuándo está en la zona, pero medir sus ketonas es el modo más rápido y más fácil de saber que está en el camino correcto.

Por lo general, el cuerpo necesita algunos días para entrar en la Zona Keto, y con las pequeñas cantidades de ketonas en la orina, el modo inicial y más fácil de medirlo es con una tira de análisis de orina. Estas tiras de ketona, como Ketostix, no son caras y están disponibles fácilmente en una farmacia local o tienda de alimentos saludables. (Incluso puede cortar por la mitad las tiras para ahorrar un poco). Vea el apéndice A.

ES UN HECHO

Su hígado produce tres tipos diferentes de ketonas: beta-hidroxibutirato, acetoacetato, y acetona. En una dieta baja en carbohidratos, estas ketonas aumentan en número.

Para ver si está usted en ketosis, pase la tira de ketona por su flujo de orina, después espere quince segundos y compare el color de la tira con la lista de colores que hay en el costado del envase.

Recuerde: pueden ser necesarios unos días y hasta dos semanas (para algunas personas) para que se registre la cantidad de ketonas. Pero cuando estas se registran, entonces sabe sin duda que está en ketosis: la Zona Keto de quemar grasa. Podrá ver, al comprobar dos o tres veces al día, cómo su cuerpo está operando. Créame, es una sensación muy motivadora cuando sabe que su cuerpo está trabajando duro, quemando grasa no deseada.

Tras un mes de quemar grasa en la Zona Keto, su cuerpo estará más adaptado o acostumbrado a estar en ketosis. En ese punto, las ketonas que usted ha estado midiendo en la orina finalmente desaparecerán.

¿Qué sucedió? ¿Cómo medirá las ketonas?

Lo que sucedió es que su cuerpo se está ajustando aún más al modo de quemar grasa. En el primer mes aproximadamente, su cuerpo produjo una ketona concreta: acetoacetato. Ese es el tipo de ketona que mide la tira de orina. A medida que su cuerpo se ajusta a su nueva realidad de quemar grasa, produce principalmente otras dos ketonas: acetona y beta-hidroxibutirato.

El modo de medir la acetona y beta-hidroxibutirato es con un analizador de aliento de ketona (para medir la acetona) o un análisis de sangre de ketona (para medir beta-hidroxibutirato). Estas otras dos ketonas aparecerán en los análisis si usted sigue estando en la Zona Keto.

Para obtener mejores resultados, y hasta que sienta que se mantiene regularmente en la Zona Keto, el monitor de sangre o el analizador de aliento es una buena manera de saber de modo preciso dónde está. Yo los recomiendo, y ambos están disponibles en la internet. No son tan baratos como las tiras, pero cualquiera de ellos es muy útil. Yo prefiero el analizador de aliento de ketona Ketonix (alimentado por una computadora vía su puerto USB).

Al observar los resultados de sus esfuerzos, sabrá lo que se siente al estar firmemente en la Zona Keto. Si está quemando grasa, no tiene hambre y se ciñe a su plan, entonces probablemente está donde usted quiere estar: en la Zona Keto.

ZONA KETO: INCREÍBLEMENTE SALUDABLE

La dieta de la Zona Keto es la manera más rápida y más saludable de quemar grasa, especialmente grasa abdominal, la cual está directamente relacionada con muchas enfermedades. También ayuda a prevenir, manejar e incluso curar incontables enfermedades y aflicciones. Como recordatorio, las dietas cetogénicas se han utilizado para tratar muchas enfermedades: espasmos infantiles, epilepsia, autismo, tumores cerebrales, enfermedad de Alzheimer, enfermedad de Lou Gehrig, depresión, derrame cerebral, trauma craneal, enfermedad de

Parkinson, migrañas, trastornos del sueño, esquizofrenia, ansiedad TDAH, irritabilidad, ovarios poliquísticos, síndrome de intestino irritable, reflujo gastroesofágico, obesidad, enfermedades cardiovasculares, acné, diabetes tipo 2, temblores, fallo respiratorio, y prácticamente todos los problemas neurológicos, pero también cáncer y enfermedades en las que los tejidos necesitan recuperarse tras una pérdida de oxígeno.[25]

Ciertamente, estar en la Zona Keto es más que una manera estupenda de perder peso. Es un modo de vida increíblemente sano. Si resulta que usted tiene alguna de las enfermedades enumeradas arriba, la dieta de la Zona Keto puede que sea la respuesta.

Por muchos años, he indicado a pacientes de cáncer una dieta cetogénica obteniendo resultados asombrosos. Al eliminar el azúcar y los alimentos con fécula con los que se alimenta el cáncer, ese cáncer pierde su principal fuente de alimento, y muchos pacientes mejoran. He hecho eso durante años, y las investigaciones lo apoyan.[26]

> ## ES UN HECHO
>
> Reduzca su ingesta de carbohidratos, y su azúcar en la sangre y sus niveles de insulina disminuyen de modo natural.

Aunque nuestra sociedad está bien entrenada para pensar en todo sin grasa, su corazón, cerebro y riñones funcionan mejor cuando la fuente de combustible es grasa en lugar de ser la usual glucosa (azúcar). De hecho, su corazón y su cerebro funcionan al menos con un 25% más de eficacia con grasa que con azúcar en la sangre.[27]

He llegado a ver que añadir grasa a nuestra dieta, como aceite de oliva, aguacates, aceite de pescado, almendras, pacanas, nueces de macadamia, y algunas grasas saturadas saludables como aceite de triglicéridos de cadena media (TCM), mantequilla orgánica y cacao (chocolate negro), según mi opinión realmente reduce las enfermedades del corazón más de lo que pueden hacerlo las medicinas con estatinas para bajar el colesterol. Reconozco que es una afirmación bastante osada, pero los resultados hablan por sí solos. Hasta ahora, más de setenta estudios verifican el hecho de que la grasa saturada no es la causa de las enfermedades del corazón.[28]

A nivel celular, el cuerpo produce la energía que necesitamos tomándola de los alimentos que comemos. Si la fuente es el azúcar, el cuerpo produce insulina para disminuir los niveles de azúcar en la sangre, y el exceso de azúcar es almacenado como glicógeno o como grasa. Debido a nuestra dieta usual alta en carbohidratos, gran parte del azúcar se almacena como grasa. A menos que entremos en la Zona Keto, el cuerpo, por lo general, seguirá quemando azúcar y almacenando grasa hasta que disminuyamos el nivel de carbohidratos lo bastante para conseguir que los motores de quemar grasa vuelvan a funcionar.

Si la fuente de energía es la grasa en lugar de azúcar, se producirá mucha más energía. Además de que la grasa es la mejor fuente de energía, también tendríamos más cantidad. Eso se debe a que nuestro cuerpo usualmente tiene más de 40 000 calorías en grasa almacenadas en nuestro tejido adiposo, pero menos de 2000 calorías almacenadas como carbohidratos.[29]

Lo que eso significa es que normalmente no tenemos que preocuparnos por quedarnos sin energía al seguir el programa ketogénico. Prácticamente tenemos reservas ilimitadas; y por eso, precisamente, muchos levantadores de peso y deportistas han utilizado dietas cetogénicas para su beneficio durante décadas.

Aún más, y por fortuna, la dieta de la Zona Keto funciona a largo plazo. Es una dieta y un estilo de vida que usted puede disfrutar por años y años (hablaremos sobre eso más adelante). Para mí, significa que no solo estaré esbelto y sano ahora, sino que estaré en forma para jugar con mis nietos, e incluso con sus hijos.

Mi mejor consejo para usted es que llegue a la Zona Keto y se mantenga ahí de modo que pueda disfrutar de la vida y vivirla al máximo.

"Al haber sido un escéptico
sobre estos tipos de programas,
dudaba en participar... ¡pero perdí
más de 12 libras (5,4 kilos) en 21 días!
—*Larry*

CAPÍTULO 5

BENEFICIOS DE ESTAR EN LA ZONA KETO

MI ESPOSA, MARY, es mi mayor seguidora, así como mi crítica más dura. Siempre es sincera y dice las cosas como son. Yo sabía que si ella podía hacer la dieta de la Zona Keto, entonces cualquiera también podría.

En seis semanas, ella adelgazó casi 20 libras (9 kilos), y su meta era perder otras 25 libras (11 kilos) de peso.

"No tenía antojos por el hambre, ni tampoco deseos de comer azúcar o carbohidratos ni ningún mareo. Con sinceridad, fue mucho más fácil de lo que esperaba", me dijo ella.

Como la mayoría de las personas, Mary adelgazó de cuatro a cinco libras (unos dos kilos) la primera semana, de los cuales la mayor parte era agua que el cuerpo almacena de modo natural. Después de la primera semana, adelgazó de una a dos libras (de medio a un kilo) de grasa por semana. Añadimos un poco de ejercicio (caminar con brío treinta minutos al día, cinco días por semana) a su rutina, y aumentó el ritmo de quemar grasa a dos o tres libras (aproximadamente un kilo) por semana.

Incluso, si usted perdiera solamente una libra (medio kilo) por semana, en un año supondría 55 libras (25 kilos). ¡Nadie pondría objeción alguna a eso! Aún más, ese tipo de pérdida de peso gradual muestra que la persona está en el camino correcto y se mantiene en la Zona Keto, que es un modo óptimo de quemar grasa.

Normalmente, el sencillo acto de caminar de quince a treinta minutos al día aumentará la quema de grasa a aproximadamente dos libras (un kilo) de pérdida de peso por semana.

"Además de tener hambre siempre, la mayoría de las personas que siguen una dieta no están seguras de lo que pueden y no pueden comer, de modo que hice que Don me dijera qué comer, cómo comprar, y cómo hacer esto en el mundo real", explicó Mary.

Trabajamos juntos para eliminar de nuestra despensa alimentos que nos harían tropezar y salir de la Zona Keto. Todos los alimentos procesados en cajas fueron los primeros en salir. Entonces compramos los ingredientes correctos y comenzamos a cocinar de modo diferente. Vivir en la Zona Keto era más fácil de lo que ella esperaba en un principio.

No hace mucho tiempo, mientras estábamos viajando, ella tomó fotografías de alimentos en restaurantes que podía comer y seguir manteniéndose en la Zona Keto. Eso ayudó a demostrar el punto de que, si queremos mantenernos en la zona, podemos hacerlo, aunque comamos fuera de casa.

En cuanto a usted, hay muchas preguntas que quizá tenga sobre los alimentos:

¿Qué puedo comer?... eso lo hablaremos pronto.

¿Cómo hago la compra?... lo hablaremos pronto.

¿Qué no puedo comer?... lo hablaremos pronto.

¿Hay comidas y recetas deliciosas que preparar?... lo hablaremos pronto.

La dieta de la Zona Keto es un programa único. Usted perderá peso sin tener un hambre de muerte. Pero eso no es todo. Por lo general, en la dieta de la Zona Keto puede esperar lo siguiente:

- Prácticamente ningún antojo por hambre
- Pleno control del apetito
- Pérdida de 1 a 3 libras (0,5 a 1,5 kilos) por semana
- Sentimientos de felicidad
- Pérdida de peso significativa
- Mucha energía
- Mejoría de la memoria
- Nada de confusión mental

¡Ninguna queja en esto! ¿Dónde me apunto?

BENEFICIOS MULTIPLICADOS

La pérdida de peso es la meta, pero en mi mente como médico descubro que siempre estoy pensando en mis pacientes, y en su salud y bienestar general. Afortunadamente, la dieta de la Zona Keto también logra esa meta.

Los beneficios que he visto en mis pacientes formarían una lista de páginas y más páginas. Basta con decir que los resultados han sido asombrosos, desde migrañas a pérdida de memoria, TDAH, índices de insulina, presión arterial alta, depresión, prediabetes, intestino irritable, fibromialgia, diabetes tipo 2, artritis, cáncer, y muchas otras enfermedades. Parece difícil de creer, pero he descubierto que usualmente se pueden mejorar e incluso revertir la mayoría de las enfermedades siguiendo la dieta de la Zona Keto.

Si una mujer quiere meterse en un par de pantalones o ponerse cierto vestido que ha estado colgado en la parte más lejana del armario, puede hacer eso y disfrutar de todos los otros beneficios para la salud que se producen con la dieta de la Zona Keto.

Si un hombre quiere jugar a la pelota con sus hijos o librarse de esos rollitos en su cintura, puede hacer eso y disminuir su colesterol, y tratar muchas otras aflicciones al mismo tiempo.

Con un tono más sombrío, si usted tiene un historial familiar de cáncer de colon, cáncer de mama o cáncer de páncreas, la Zona Keto normalmente ayudará.

¿Hay enfermedad de Parkinson, enfermedades autoinmunes, artritis, demencia o enfermedad de Alzheimer en la familia? Quizá pueda cerrarles la puerta de un portazo a esas enfermedades con la dieta de la Zona Keto.

> **ES UN HECHO**
>
> Disminuir la ingesta de carbohidratos mejora directamente el acné.

Para mí, un gran momento de iluminación llegó cuando entendí que la dieta de la Zona Keto no solo ofrecía una manera de quemar grasa tozuda, sino que también era la mejor forma de protección contra las enfermedades.

La dieta de la Zona Keto le proporciona los mejores alimentos posibles para el cerebro, la mayoría de los desencadenantes de inflamación quedan desactivados, y la grasa se quema a un ritmo más acelerado (estoy pensando en posibles desventajas de esto, pero no he encontrado ninguna).

Claramente, este es un escenario en el que todos ganan.

TODOS PODEMOS DECIDIR

Con tal lista de beneficios, parecería lógico que todo el mundo que quiera perder peso y todo el mundo que quiera sobreponerse a una de estas enfermedades o aflicciones se sumergirá en la dieta de la Zona Keto.

Pero nos encanta nuestra comida. Nos gustan nuestras tradiciones. Tenemos hábitos. En realidad, no queremos cambiar. Cualquiera que sea la razón, por válida que pudiera ser, la decisión de cambiar es siempre nuestra.

Imagine por un momento a una nación entera que pueda presumir de tener los índices más bajos del mundo de enfermedades del corazón, los índices más bajos de cáncer, los índices más bajos de diabetes tipo 2, los índices más bajos de obesidad, los índices más bajos de demencia y Alzheimer, y así sucesivamente. Serían el pueblo más saludable del planeta. Desde su cartera, su empleo, su diversión y hasta su familia, cada área de la vida estaría afectada positivamente.

Tomemos la diabetes tipo 2 como ejemplo. Es una epidemia que cuesta miles de millones de dólares cada año tratarla. Pero en un estudio solamente, más del 95% de los pacientes de diabetes tipo 2 redujeron o eliminaron sus medicinas tras seis meses de hacer una dieta baja en carbohidratos como la dieta de la Zona Keto.[30] No conozco una manera mejor de tratar o incluso revertir la diabetes tipo 2, y eso es solo una enfermedad.

Si existiera una nación tan sana, otros países enviarían delegados para descubrir el secreto de su asombrosa salud. Se crearían industrias enteras para sostener ese estilo de vida saludable. Se ahorrarían billones de dólares en costos médicos y de seguros, se salvarían millones de vidas, y eso transformaría literalmente naciones enteras.

Esto va más allá de lo grande, ¡es tremendamente inmenso! Pero es, y siempre será, una decisión tomada a nivel personal. Usted y yo podemos decidir.

Veo que mis decisiones están basadas en lo que yo quiero. Sé que alguna otra persona quizá quiera algo para mí, pero solamente cuando yo lo quiero estoy verdaderamente motivado para perseguirlo.

¿Qué es lo que usted quiere? Por práctico que pudiera ser, si es importante para usted, entonces también es motivador.

- ¿Es volver a ponerse ese hermoso vestido caro?
- ¿Es mantener la cabeza alta en el trabajo?
- ¿Es que su médico le dé un reporte de salud positivo?
- ¿Es tirarse al piso y jugar con sus nietos?
- ¿Es correr esa maratón o esa carrera de 5K de la que siempre ha hablado?

Cualquier cosa que le mueva, sea lo que sea que usted tan desesperadamente quiere y desea, deje que esa sea la chispa que le prenda para perseguir sus sueños. La dieta de la Zona Keto puede ayudarle a llegar hasta ahí. Puede ayudarle y lo hará. Lo he visto muchas veces.

Y lo que es más, cada paso hacia sus sueños tiene otros incontables beneficios buenos, asombrosos y duraderos.

SEGUNDA PARTE

Por qué la dieta de la Zona Keto funciona

Por qué la dieta de la Zona Keto funciona, por qué cada pieza del puzle encaja tan bien, y por qué la dieta de la Zona Keto es, sin duda, la forma más segura y mejor de perder peso.

CAPÍTULO 6

LA ZONA KETO Y EL COLESTEROL

"SI USTED FUERA MI PACIENTE, le recetaría ahora mismo un medicamento con estatinas", dijo el médico. "Tiene que bajar su colesterol".

Entonces el médico pasó a explicar que su propio padre casi muere de un ataque al corazón a los cincuenta años de edad. "Él ignoró sus cifras de colesterol", advirtió. "Usted necesita hacer algo cuanto antes". A sus cuarenta y seis años, Rafael tenía un colesterol moderadamente elevado que no había cambiado mucho en años. Sus triglicéridos también estaban un poco altos, mientras que su colesterol HDL, o colesterol bueno, estaba un poco bajo, pero no como para ser alarmante.

Las personas con elevadas cifras de LDL y elevadas cifras de triglicéridos, por lo general, tienen un grado de resistencia a la insulina, puede que tengan prediabetes, o quizá tengan síndrome metabólico. No obstante, Rafael no tenía aún síndrome metabólico o prediabetes, pero, ciertamente, necesitaba hacer algo. La respuesta, sin embargo, no era tomar estatinas.

Le dije a Rafael: "En tres meses deberíamos haber bajado su colesterol LDL y los triglicéridos, y haber aumentado su HDL. Lo que tiene que hacer es recortar drásticamente su ingesta de azúcares y de carbohidratos, y nivelar sus grasas".

Tres meses después, era un partido totalmente distinto. Todos sus análisis habían mejorado y se habían normalizado.

OPCIONES PARA TRATAR EL COLESTEROL

Cuando se trata de colesterol, las personas pueden meterse en problemas si no entienden lo que en realidad significan las cifras. Por lo general, hay cuatro maneras de manejar las cifras de colesterol:

- Ignorarlas por completo.
- Probar una hierba o suplemento, o "cura milagrosa".
- Tomar medicinas recetadas por el médico.
- Cambiar la dieta.

Todos estaríamos de acuerdo en que ignorar algo, especialmente nuestras cifras de colesterol, nunca solucionará nada. No podemos obtener los resultados que queremos ignorando el problema, pero le sorprendería saber a cuántos pacientes he visto a lo largo de los años que han intentado seguir este método. La ignorancia no es dicha. Créame, eso nunca termina bien.

Hay muchos "testimonios y ciencia charlatana" flotando por ahí, gran parte de lo cual probablemente termine en su carpeta de correo basura de su correo electrónico, que prometen que cierta bebida, polvo, hierba, semilla, suplemento, nutriente o ejercicio disminuirá mágicamente su colesterol. Es cierto que existen algunos suplementos o hierbas que pueden ayudar, como la bergamota, la fibra soluble y los esteroles vegetales, pero muchos no ayudan para nada en lo absoluto.

La opción que muchos consideran que es la respuesta más sólida y científica es tomar una medicina de estatinas recetada por el médico para disminuir el colesterol. Las estatinas son una de las medicinas que más se receta en los Estados Unidos. Vale la pena soportar los efectos secundarios negativos, así que fin de la discusión.

Pero ¿son las estatinas la única solución?

Hay otra opción, una que ha demostrado científicamente ser eficaz. Requiere más esfuerzo y autocontrol que cualquiera de las otras opciones, razón por la cual se escoge en raras ocasiones, pero generalmente funciona increíblemente bien. Además, usualmente no tiene efectos secundarios dañinos, aunque tiene algunos otros positivos.

Esta opción es cambiar su dieta. Es exactamente de lo que se trata la dieta de la Zona Keto, y es increíblemente eficaz para disminuir el mal patrón B de colesterol LDL (consulte "Cuáles son realmente sus cifras de colesterol reales" más adelante en este capítulo), disminuir los niveles de triglicéridos, elevar el colesterol bueno, tratar la presión arterial alta, y reducir el riesgo de enfermedades del corazón.

CIFRAS DE COLESTEROL

Cuando se trata de alcanzar cifras ideales de colesterol, la mayoría de los médicos, como yo solía hacer durante muchos años, dirán algo como lo siguiente:

- Los niveles de LDL deberían estar por debajo de 100 (mg/dL).
- Los niveles de triglicéridos deberían estar por debajo de 150 (mg/dL).
- El colesterol HDL debería estar por encima de 40 (mg/dL).
- El colesterol total debería estar por debajo de 200 (mg/dL).

A quienes preguntan qué significan los acrónimos, les decimos:

- *LDL* (el colesterol malo) es lipoproteína de baja densidad que transporta la grasa por el flujo sanguíneo. El colesterol por sí mismo es incapaz de disolverse en la sangre y debe ser transportado por portadores llamados lipoproteínas, que están compuestas por grasa y proteína.

- *HDL* (el colesterol bueno) es lipoproteína de alta densidad. Se lleva el colesterol LDL de las arterias y de regreso al hígado donde es descompuesto y excretado del cuerpo.

- *Triglicéridos* son ácidos grasos. Su papel clave es el almacenamiento de grasa a largo plazo con el propósito de generar energía. Sin embargo, elevadas cantidades de triglicéridos en la sangre están relacionadas con la formación de placa en las arterias.

Pero ¿qué hemos de hacer con esa información? Médicos, dietistas y nutricionistas generalmente dirán:

- Tome estatinas para disminuir sus cifras de LDL.
- Disminuya su ingesta de grasas saturadas.
- Recorte el consumo de todos los alimentos con colesterol.
- Coma más fibra (que normalmente es bueno).
- Asegúrese de que los carbohidratos formen del 45% al 65% de su ingesta de calorías.
- Maneje su peso.
- Haga más ejercicio físico.

Ahí lo tenemos. Y hasta esa profundidad llegan la mayoría de las personas, al igual que la mayoría de los médicos, sobre el tema del colesterol. Eso es generalmente todo lo que saben.

Pero cuando se trata de colesterol, *su* colesterol, es beneficioso saber más.

¿Sabía que tener colesterol en su cuerpo no significa que tenga acumulación de placa? ¡De ninguna manera!

Quizá usted pensaba: *El colesterol es malo para mi salud.* Ciertamente, su hígado fabrica colesterol todo el tiempo. Su cuerpo lo necesita. El órgano que más necesita el colesterol es su cerebro.

O tal vez le han enseñado: *El colesterol causa acumulación de placa en mis arterias.*

Este es uno de los mayores errores en nuestro modo de pensar. Es en este punto donde las personas suponen que el colesterol, todo el colesterol, es malo y debe ser minimizado en un esfuerzo por evitar la acumulación de placa y las enfermedades del corazón.

Esta era la misma lógica que Keys, "el padre del colesterol", siguió con su revolución baja en grasa. ¿Recuerda que él intentó demostrar que la ingesta elevada de grasas saturadas causaba enfermedades del corazón, pero décadas después se demostró que el azúcar es el principal villano y no las grasas saturadas?

Pero la creencia en que una dieta baja en grasas y elevada en carbohidratos es buena y saludable sigue avanzando, especialmente cuando se trata de disminuir el colesterol. A primera vista, es "fácil" conectar grasas con colesterol, arterias bloqueadas, acumulación de placa, y todo tipo de analogías con la fontanería.

> **ES UN HECHO**
>
> El hígado fabrica la mayoría del colesterol que usted tiene en su flujo sanguíneo.

No obstante, la respuesta no está en culpar al colesterol o prohibirlo. Un colesterol elevado no es la causa principal de la placa. El verdadero culpable es la inflamación y el colesterol oxidado.

¿QUÉ ES EL COLESTEROL OXIDADO?

La oxidación es como la herrumbre que se forma en un trozo de hierro que se deja al aire libre cuando llueve. El proceso de oxidación en el interior del cuerpo es como herrumbre que daña las células. Este colesterol oxidado y la inflamación son los verdaderos responsables de la acumulación de placa en las arterias. Esto conduce naturalmente a la pregunta: ¿Qué causa que el colesterol se oxide?

Entienda que el colesterol LDL es más dañino para las arterias y probablemente causará placa si es oxidado por los radicales libres. Una ingesta excesiva de grasas poliinsaturadas poco saludables (GPI), como el aceite de semilla de soja (el aceite más consumido en los Estados Unidos), aceite de maíz, aceite de girasol, aceite de cártamo y aceite de colza, causa una mayor oxidación de colesterol LDL, un proceso en el cual el LDL se vuelve rancio o es dañado hasta el extremo de que es muy propenso a formar placa en las arterias. Cuando cualquier aceite poliinsaturado, incluido el aceite de semilla de uva, es expuesto al calor, el colesterol LDL queda dañado por los radicales libres o es oxidado. Por esta razón, no cocine nunca con aceites GPI. La mayoría de los restaurantes, en especial los restaurantes de comida rápida, utilizan estos aceites baratos e inflamatorios en la mayoría de sus comidas.

Hay grasas poliinsaturadas saludables (GPI) con una sana proporción de omega-6 y omega-3, entre los que se incluyen nueces, semillas de lino y semillas de chía y sus aceites. Sin embargo, una ingesta excesiva de GPI, incluso de aceites GPI saludables, puede causar inflamación en el cuerpo, especialmente si son calentados. Las grasas omega-3, como DHA (ácido docosahexaenoico) y EPA (ácido eicosapentaenoico) que se encuentran en el pescado y el marisco, son antiinflamatorias y sofocan la inflamación en el cuerpo. Una buena proporción de omega-6 y omega-3 es 1:1 hasta 4:1.

Durante décadas, el principal temor de los pacientes y de sus médicos ha sido las grasas saturadas y la creencia en que las grasas saturadas son la causa principal de las enfermedades del corazón. Pero lo cierto es que las grasas saturadas solamente causan inflamación si se comen con cantidades excesivas de azúcares o carbohidratos, o si no consumimos cantidades adecuadas de grasas omega-3, y la mayoría de nosotros no incorporamos cantidades adecuadas de grasas omega-3 en nuestra dieta.

Una grasa que todo el mundo debería evitar es la grasa trans o grasa hidrogenada, que fomenta la inflamación en el cuerpo y causa que se forme placa en las arterias. He hablado en detalle de esta grasa extremadamente peligrosa en libros anteriores, incluidos *Los siete pilares de la salud* y *Deje que los alimentos sean su medicina*.

Ahora hay una prueba de laboratorio que mide los niveles de LDL oxidado, y es un pronosticador mucho mejor de enfermedades del corazón que cualquier otro análisis de sangre. Sin embargo, la mayoría de los médicos nunca piden este análisis, quizá porque no hay ninguna medicina disponible para disminuirlo. La dieta de la Zona Keto bajará los niveles de LDL oxidado mientras usted disminuya su consumo de grasas poliinsaturadas y aumente el de grasas omega-3.

La oxidación es técnicamente el trabajo de los radicales libres, y esos radicales libres campan a sus anchas para causar estragos en nuestro cuerpo por el consumo excesivo de grasas poliinsaturadas. Estos radicales libres causan inflamación, y como les he dicho a mis pacientes por muchos años, la inflamación es la raíz de la mayoría de las enfermedades crónicas, entre las que se incluyen enfermedades cardíacas, presión arterial alta, demencia y enfermedades autoinmunes.

Jimmy Moore y el Dr. Eric Westman, en *Cholesterol Clarity* (Claridad sobre el colesterol), hacen el mismo llamado: "[La inflamación] es el verdadero culpable en las enfermedades del corazón, y no el colesterol. Sin inflamación en el cuerpo, el colesterol se movería libremente por el cuerpo y nunca se acumularía en las paredes de los vasos sanguíneos. La inflamación se produce cuando exponemos a nuestro cuerpo a toxinas o alimentos que el cuerpo humano no fue diseñado para procesar".[31]

Comer antioxidantes (como arándanos y otras bayas) al igual que tomar suplementos de antioxidantes como CoQ10 y vitamina E para ayudar a combatir la oxidación no es una mala idea, pero la manera de tratar realmente la oxidación, de eliminarla de su cuerpo, es aumentar su ingesta de grasas omega-3 como EPA o DHA en una proporción saludable de omega-6 con respecto a omega-3 de 4:1 o menos. Escoja solamente cantidades modestas o pequeñas de grasas poliinsaturadas saludables, como nueces, semillas de lino y semillas de chía, y evite alimentos que contengan aceite de semilla de soja, aceite de maíz, aceite de colza, y otros aceites inflamatorios, especialmente si están calientes. Finalmente, al disminuir su ingesta de azúcares y féculas al estar en la Zona Keto, estará sofocando la inflamación y la oxidación.

Muchos alimentos contienen aceite de semilla de soja, incluidas la mayoría de las margarinas, mantecas, mayonesas, aliños para ensalada, imitación de lácteos, alimentos congelados, y productos horneados comercialmente. La mayoría de las papas fritas en los restaurantes de los Estados Unidos están cocinadas en aceite de maíz, otra grasa poliinsaturada que prepara para las enfermedades del corazón.[32]

La dieta de la Zona Keto desempeña un papel importante en ayudar a tratar la oxidación y la inflamación.

¿CUÁLES SON SUS VERDADERAS CIFRAS DE COLESTEROL?

Si se ha realizado un típico análisis de sangre, un panel de lípidos, sabe cuáles son sus cifras de LDL, HDL y triglicéridos. Ese es un buen lugar para comenzar, pero hay otra información que puede cambiarlo todo para usted.

En un panel de lípidos estándar, su cifra de LDL es técnicamente un número calculado (la ecuación Friedewald). Hay dos tipos de LDL:

- LDL grande e hinchado de patrón A (neutral)
- LDL pequeño y denso de patrón B (formador de placa)

En términos de proporción, querrá que aproximadamente el 80% sea el LDL grande de patrón A y el 20% o preferiblemente menos sea el LDL pequeño de patrón B. (Idealmente, el LDL de patrón B debería ser menos de 600 nanomoles por litro [nmol/L], pero menos de 200 nanomoles por litro es mucho mejor). Eso se debe a que el LDL grande de patrón A no es peligroso para la salud. Está cubierto por una capa de grasa que lo protege de la oxidación, lo cual a su vez le protege a usted.

El peligroso es el LDL de patrón B. Debido a que este se oxida tan rápidamente, usted sabe que eso también significa:

- Estrés oxidativo o radicales libres que dañan los vasos sanguíneos
- Inflamación
- Posible formación de placa ya que puede penetrar fácilmente la pared de la arteria
- Glicación o cruce de colágeno en los vasos sanguíneos, causando vasos sanguíneos rígidos, más inflamación, y más formación de placa

Consideremos esta descripción de Barbara V. Howard y sus compañeros de investigación: "Partículas de LDL pequeño residen en la circulación por más tiempo, tienen mayor susceptibilidad al daño oxidativo por los radicales libres, y penetran más fácilmente por la pared arterial, contribuyendo a la ateroesclerosis. Independientemente de cuál sea su concentración total de LDL-C, si tiene relativamente más partículas pequeñas (mencionadas como Patrón B), eso le sitúa en un riesgo varias veces mayor de enfermedades del corazón comparado con personas con partículas de LDL más grandes (Patrón A)".[33]

> **ES UN HECHO**
>
> Los triglicéridos altos son una señal de que su colesterol LDL de patrón B es también alto.

El azúcar y los carbohidratos son los que desencadenan la producción de colesterol LDL de patrón B. Se debe a que comer azúcar y cantidades excesivas de carbohidratos (especialmente carbohidratos procesados) disparan el azúcar en la sangre, programando al cuerpo para producir colesterol LDL de patrón B. Consideremos lo siguiente:

- El azúcar aumenta los radicales libres en la sangre.[34] Y cuando usted tiene radicales libres, tiene daño celular y daño de órganos, por no mencionar que tiene inflamación y finalmente acumulación de placa en las arterias.

- "Cualquier cosa que provoca un aumento en el azúcar en la sangre también provocará, en paralelo, partículas de LDL pequeño", escribió Dr. William Davis en *Adicto al pan*. "Cualquier cosa que evite que aumente el azúcar en la sangre, como proteínas, grasas, y reducción en carbohidratos como el trigo, reduce las partículas de LDL pequeño".[35]

Pero cuando le miden el colesterol, la mayoría de los médicos pedirán un análisis de panel de lípidos, que mide su número combinado de LDL de patrón A y de patrón B. Eso es como argumentar que la piscina es totalmente segura para los niños pequeños porque tiene una profundidad como promedio de solo dos pies y medio (un metro): cinco pies (1,5 metros) en un extremo y una pulgada (tres centímetros) en el otro.

¡Eso es ciertamente un problema! Si sus cifras de LDL son altas, realmente debiera conocer sus dos cifras de LDL: la cifra de patrón A y también la cifra de patrón B. Un

> **ES UN HECHO**
>
> Las personas que comen papas regularmente tienen un mayor riesgo de enfermedades del corazón. Un estudio hecho a 42 países europeos descubrió que el consumo de papas es un indicador de enfermedad coronaria.[36]

análisis que le proporciona una medida certera de sus dos cifras es el perfil lípido de RMN (resonancia magnética nuclear). Es como un perfil de RM (resonancia magnética) de su colesterol.

La mayoría de los laboratorios ofrecen el análisis RMN *Lipoprofile*, lo cual significa que está disponible fácilmente. Es útil tener claro cuáles son sus cifras de LDL. Algunos pacientes se realizarán un panel de lípidos tres meses después de comenzar la dieta de la Zona Keto para ver qué progreso han hecho con su LDL; pero es una buena idea, más parecido a una segunda opinión, conocer ambas cifras de LDL: de patrón A y de patrón B. El RMN *Lipoprofile*, contrariamente a un panel de lípidos estándar, le proporciona ambas cifras de LDL.

Puede que su seguro no cubra el RMN *Lipoprofile*, pero yo lo recomendaría si se lo puede permitir. Si no puede, hágase el análisis estándar de panel de lípidos antes de comenzar la dieta de la Zona Keto y otra vez unos tres a seis meses después. Su HDL, por lo general, aumentará. Sus triglicéridos ciertamente disminuirán, y eso es bueno. Si su colesterol general aumenta, realmente debería hacerse el RMN para ver si lo que aumentó fue el LDL neutral de patrón A o el LDL peligroso de patrón B, y después ajustar la dieta de la Zona Keto en consonancia. Lo más común es que el LDL de patrón B disminuirá después de tres a seis meses de seguir la dieta de la Zona Keto. Si su patrón B está elevado, normalmente será necesario hacer la dieta de la Zona Keto al menos tres o seis meses para disminuirlo (ver el apéndice D para más información).

LAS ESTATINAS DISMINUYEN EL COLESTEROL

Aunque muchos debaten los efectos secundarios de las estatinas, yo he visto demasiados efectos negativos en mis pacientes para recomendarlas como una manera eficaz de disminuir el colesterol.

Algunos de los efectos secundarios de las medicinas con estatinas incluyen dolor y daños musculares, daños en el hígado, mayor azúcar en la sangre o diabetes tipo 2, y efectos secundarios neurológicos que incluyen pérdida de memoria y confusión.[37]

Yo he sido testigo personalmente del deterioro mental en forma de deficiencia de memoria, demencia y Alzheimer como resultados directos de que disminuya el colesterol en el cerebro. Usted sabe que el cerebro necesita colesterol para funcionar. Disminuir los niveles de colesterol en el cerebro nunca es bueno, pero ese es un resultado de las estatinas.

Aunque los efectos secundarios son una razón importante por la que las estatinas deberían utilizarse en pocas ocasiones para disminuir el colesterol, hay también otra razón.

Como acabamos de mencionar, la susceptibilidad del LDL de patrón B a oxidarse y finalmente formar placa sitúa claramente este tipo en lo más alto de la lista del colesterol que queremos disminuir.

Todos estarían de acuerdo con eso, y ya que las estatinas disminuyen el colesterol hasta un 40%, entonces parece lógico comenzar a tomar estatinas enseguida.

Pero basándonos en lo que sabemos ahora sobre el LDL y que hay dos tipos diferentes, el LDL de patrón A y el LDL de patrón B, deberíamos plantear una pregunta muy importante: ¿Disminuirán las estatinas mi LDL de patrón B?

Aquí está el problema: las estatinas no disminuyen significativamente el LDL de patrón B. De hecho, no hay ninguna medicina para disminuir significativamente el colesterol LDL de patrón B. En un estudio, la terapia con estatinas no disminuyó la proporción de LDL de patrón B, sino que de hecho la aumentó.[38]

Ciertamente, las estatinas disminuyen el LDL, pero realmente lo que disminuyen es la cifra general de LDL, que sabemos que incluye principalmente el patrón A neutro y menos el patrón B que es una bomba de tiempo.

Si las estatinas no pueden disminuir significativamente el colesterol LDL de patrón B, ¿por qué tomar esa medicina en un principio? Esa es una

ES UN HECHO

Las estatinas reducen los niveles de CoQ10 (coenzima Q10) en el cuerpo. La CoQ10 es un potente antioxidante que se encuentra en casi cada célula del cuerpo y ayuda a convertir los alimentos en energía. Estudios han demostrado que la CoQ10 puede disminuir el dolor muscular debido a las estatinas.[39] Los pacientes que toman estatinas deberían tomar 100 miligramos de CoQ10 una o dos veces al día.

pregunta válida, que usted mismo tendrá que responder, pero no culpo a las empresas farmacéuticas de intentar encontrar una medicina para reducir nuestros problemas de colesterol. Lo que ellos no sabían cuando comenzaron, ya que lo hemos descubierto en los últimos veinte años, es que el LDL está compuesto por dos cifras muy diferentes y que es el LDL de patrón B el que nos causa incontables problemas. Las estatinas sí disminuyen la inflamación, que es una de las raíces de enfermedades del corazón.

La mentalidad de bajo en grasa y alto en carbohidratos de la década de los cincuenta también estaba basada en evidencia insuficiente. Las grasas saturadas, casi un mal término en algunos círculos, ciertamente aumentan el colesterol: el LDL de patrón A, el que es neutral. Pero es el exceso de azúcares y carbohidratos lo que principalmente eleva el peligroso colesterol LDL de patrón B.

Todo el temor sobre que las grasas obstruyen las arterias y causan ataques al corazón resulta que es infundado. Esa revelación es revolucionaria para muchos.

El hecho de que las estatinas no pueden disminuir significativamente el LDL de patrón B explica algunas cosas, como: por qué las enfermedades del corazón han seguido aumentando a pesar del alto número de recetas de estatinas, por qué muchas víctimas de ataque al corazón tienen niveles saludables de LDL, y por qué cifras más bajas de LDL no suponen un riesgo más bajo de ataques al corazón.

Eso también explica por qué países como Francia, que consume mucha más grasa (especialmente aceite de oliva) que los Estados Unidos, y Suiza, que tiene índices significativamente más elevados de colesterol que los Estados Unidos, tienen ambos índices mucho más bajos de enfermedades cardíacas y ataques al corazón que los Estados Unidos.[40]

Dicho eso, claramente ya no es una cuestión de disminuir el colesterol en general. En cambio, hay una sola pregunta que debería interesarnos a todos (médicos incluidos): ¿Cómo puedo disminuir mi LDL de patrón B?

La buena noticia es que su LDL de patrón B puede disminuir reduciendo su ingesta de carbohidratos y azúcares. Y esa realidad nos lleva de regreso a la dieta de la Zona Keto.

LA DIETA DE LA ZONA KETO EN FUNCIONAMIENTO

La dieta de la Zona Keto disminuye eficazmente los triglicéridos, eleva el HDL, disminuye el LDL de patrón B y, por lo general, disminuye, mantiene o eleva el LDL neutral de patrón A. Más concretamente, ayuda a convertir el LDL de patrón B en patrón A (ver el apéndice D para más información).

Es bastante asombroso que sea posible cambiar el peligroso LDL pequeño de patrón B en LDL neutro y grande de patrón A, pero eso es exactamente lo que sucede con una dieta baja en carbohidratos.[41]

En cuanto a disminuir los niveles de triglicéridos, son impactados específicamente por la dieta baja en carbohidratos. Como explican Jeff Volek y Stephen Phinney: "Cuando nuestro metabolismo se adapta a una dieta baja en carbohidratos, las grasas saturadas se convierten en un combustible preferido para el cuerpo, y sus niveles en la sangre y los grupos de triglicéridos en tejidos realmente descienden".[42]

> **ES UN HECHO**
>
> No es la grasa dietética la que causa altos triglicéridos; son los carbohidratos y los azúcares.

Claramente, una dieta baja en carbohidratos es el mejor plan de ataque para tener una mejor salud cardíaca. Los elementos saludables de la dieta de la Zona Keto, alta en grasa y moderada en proteína, también ayudan significativamente, en concreto con aceite de pescado (omega-3), aceite de oliva, almendras, pacanas, nueces de macadamia, aguacates, mantequilla orgánica y carnes criadas con pasto, pero hablaremos pronto de estos alimentos específicos.

Muchas personas tienen triglicéridos altos, HDL bajo y LDL alto. Eso es muy común, y también es una señal de que tienen elevadas cantidades de LDL de patrón B trabajando duro para formar placa. Necesitan pasar a la acción, y la dieta de la Zona Keto es la respuesta.

La dieta de la Zona Keto ayudará a su cuerpo a convertir las partículas de LDL pequeño y de patrón B en las neutras de LDL grande de patrón A. Al mismo tiempo, las cifras de HDL normalmente aumentan, y los niveles de triglicéridos casi siempre disminuyen (al igual que la presión sanguínea).

Y perderá usted peso no deseado a lo largo del camino, ¡mucho mejor!

"Cuando entendí plenamente
lo que la dieta de la Zona Keto
hace por mi cuerpo,
fui persuadido".
—*Dean*

CAPÍTULO 7

LA ZONA KETO Y LOS CARBOHIDRATOS

La dieta de la Zona Keto: **BAJA EN CARBOHIDRATOS**, alta en grasa, moderada en proteína

---

SUSANA TENÍA SOLAMENTE TREINTA Y UN AÑOS, pero estaba cansada todo el tiempo. Estuviera en el trabajo o en su casa, se sentía agotada y siempre con necesidad de dormir una siesta a pesar de dormir ocho horas cada noche. Tenía dos hijas pequeñas, pero su fatiga era algo más que eso.

Cuando visitó mi consulta, estaba un poco obesa (ella dijo que quería adelgazar 30 libras o 13 kilos), pero su principal preocupación era la sensación cada vez mayor de cansancio. Tenía intereses y pasatiempos que quería perseguir, pero después del trabajo y de acostar a sus dos hijas, estaba lista para irse ella también a la cama. Se preguntaba si estaría causado por la tiroides o si tendría deficiencia de alguna vitamina o mineral concreto. Hablamos sobre sus hábitos alimentarios y otros patrones que pudieran influir.

"No hay ninguna pastilla o suplemento que solucionará esto", le expliqué. "Lo que usted está experimentando es que su cuerpo está agotado por fatiga suprarrenal".

Como muchas otras madres con hijos pequeños, ella estaba subida en la montaña rusa del azúcar y los carbohidratos. Cuando se sentía baja de energía, agarraba un refresco, una barrita dulce, una rosquilla o un costoso café moca, y obtenía una breve ráfaga de energía debido a la subida de azúcar. Entonces, tras un par de horas, su azúcar en la sangre volvía a bajar, dejándola irritable, cansada, con hambre, y buscando su siguiente ración de azúcar o de carbohidratos.

Tras pasar muchos meses en esta montaña rusa de azúcar, al final sentía fatiga crónica y ya no experimentaba la subida de azúcar. Susana había desarrollado fatiga suprarrenal, y cada vez que experimentaba una bajada de azúcar, hablando figuradamente, más energía era extraída de su cuenta bancaria suprarrenal hasta que se quedaba sin fondos y casi exhausta.

> **ES UN HECHO**
>
> Comer carbohidratos y azúcares solamente nos hace sentir más hambre.

Ella me miró como si fuera yo quien estaba confuso, de modo que continué: "Su cuerpo está produciendo grandes cantidades de adrenalina para intentar elevar su azúcar en la sangre cuando usted está cansada, con hambre e irritable. Es como un maratón metabólico para su cuerpo, seguido por un breve descanso y después otro maratón, y así sucesivamente durante todo el día. Con las comidas y los aperitivos, esto sucede como mínimo cinco o seis veces al día. Su cuerpo está cansado, y probablemente opera a menos del 50% de su potencial".

Ella asintió con la cabeza, y añadió: "Sí tengo la sensación de estar avanzando por inercia".

Tras explicarle el valor y el poder de la dieta de la Zona Keto, ella estaba interesada especialmente en el aspecto de una mayor energía. Seis semanas después, no me sorprendió escuchar que ella estaba llena de ímpetu.

"¡No sé lo que me ha sucedido!", exclamó. "No solo tengo energía, también me siento bien. Tengo la sensación de que mi cerebro y mi cuerpo están conectados por primera vez en mucho tiempo. He vuelto a hacer ejercicio, hago cosas que quiero hacer, ¡porque no sé qué hacer con toda mi energía!".

A lo largo de los años, he tenido muchos pacientes como Susana. No tienen tanto interés en hechos y detalles sobre que el cuerpo tiene un combustible sin límite para quemar en la dieta de la Zona Keto, comparado con la dieta normal alta en carbohidratos que quema azúcares como combustible. Sin embargo, están muy interesados en recuperar sus vidas de nuevo. Detalles aparte, simplemente quieren la energía.

Puede que no tengan una enfermedad, pero sus vidas no son lo que podrían ser. Es increíblemente gratificante verlos regresar con su propio ritmo de vida tal como lo quieren.

CARBOHIDRATOS, FÉCULAS Y AZÚCARES

Todo lo que aprendió en el capítulo anterior sobre colesterol y oxidación, inflamación y todas esas enfermedades crónicas es relevante también aquí. Se debe a que el verdadero culpable que está detrás de las enfermedades del corazón es la ingesta excesiva de grasas poliinsaturadas y azúcar, y féculas y carbohidratos excesivos que se convierten en azúcar en el cuerpo.

Puede que haya escuchado describir los azúcares como monosacáridos ("azúcares simples") y disacáridos. Los monosacáridos contienen un azúcar como glucosa, fructosa o galactosa, y los disacáridos contienen dos azúcares como lactosa (azúcar de la leche) y sacarosa (el azúcar común que utilizamos).

Las féculas se consideran "complejas" porque están formadas por cadenas largas de glucosa (polisacáridos), pero después de la digestión son finalmente descompuestos en glucosa. Las féculas comunes incluyen cereales, panes, arroz, pasta, maíz, trigo y papas.

Para muchos, esa es la noticia más catastrófica que puede haber. Veámoslo del siguiente modo:

- El azúcar es azúcar.
- Los carbohidratos finalmente son convertidos en azúcar.
- Las féculas finalmente son convertidas en azúcar.

En el cuerpo, ya sea un azúcar, carbohidrato o fécula, al final, todo se registra como azúcar.

Desde luego, no todos los carbohidratos, féculas o azúcares son creados igual. Por su naturaleza misma, todo lo que comemos tiene un valor o número asociado a ese alimento. Por ejemplo, 12 onzas (340 gramos) de verduras de hoja verde tienen un valor de carbohidrato menor (índice glicémico) que 12 onzas de papas, y 12 onzas de pan tienen un valor de carbohidrato menor que 12 onzas de queso.

Quizá ha escuchado sobre "carbohidratos netos". Esa cifra se alcanza restando la fibra de los carbohidratos del total de carbohidratos. Unos frutos secos, por ejemplo, puede que tengan un total de diez carbohidratos, pero con cinco carbohidratos de fibra, el valor neto de carbohidratos será

> ## ES UN HECHO
> "El trigo y los granos relacionados son potentes estimulantes del apetito".[43]
> —Dr. William Davis, autor de *Adicto al pan*

de cinco. Conocer los carbohidratos netos de los alimentos puede ayudar a escoger los mejores carbohidratos para perder peso.

El punto es que, si usted come muchos carbohidratos y féculas, su cuerpo estará obteniendo mucho más azúcar del que usted cree. Tengo pacientes que describen lo que comen normalmente y, a veces, el 90% de lo que comen encaja en la categoría de azúcar-carbohidrato-fécula.

Tome un momento para considerar los siguientes alimentos saludables que hacen que muchos de nosotros nos levantemos y salgamos por la puerta cada mañana:

- Jugo de naranja recién hecho
- Avena con uvas pasas
- Tostada francesa de pan integral
- Muffin de banana y nueces
- Roscas con crema de queso
- Fruta fresca
- Jugo de zanahorias
- Cereal

Tristemente, todo aquí encaja en la categoría de azúcar-carbohidrato-fécula. No porque sea poco sano, malo o tenga una cubierta de azúcar como azúcar glas, rosquillas, sirope o mermelada, sino porque el cuerpo al final lo convierte todo en azúcar. Las ocho onzas de jugo de naranja natural al cien por ciento, que yo solía beber cada mañana, siguen siendo principalmente azúcar.

Cuando explico esto a mis pacientes, algunos de ellos, con una expresión de consternación en la cara, explican: "¡Pero yo no como rosquillas cada día en el desayuno!". Aunque eso es cierto, nuestro cuerpo convierte las rosquillas, o el pan, o la avena, o la fruta fresca en azúcar.

Para los alimentos procesados, el contenido combinado de azúcar es aún peor. En las décadas de los ochenta y noventa, cuando los fabricantes alimentarios reformularon sus productos para eliminar gran parte de la grasa, el azúcar fue uno de los ingredientes clave sustitutorios. Los azúcares procesados, como sirope de maíz de alta fructosa, son mucho peores para nuestro cuerpo que el azúcar natural.

ES UN HECHO

La mayoría de sirope de agave tiene un contenido en fructosa superior incluso que el sirope de fructosa de maíz (HFCS, por sus siglas en ingles). El HFCS tiene en torno a un 55% de contenido en fructosa, mientras que el agave tiene del 55% al 97%.

En cuanto a refrescos, helado, caramelo y pasteles, se esperaría que contengan mucho azúcar. Eso no es sorprendente. Lo que a menudo nos hace tropezar son los alimentos saludables y naturales. Cuando somos conscientes de lo que comemos, aunque sean azúcares saludables, comenzamos a ver la gran cantidad de azúcar que está incluida.

Ya sea un azúcar, carbohidratos o féculas, el cuerpo lo convierte todo en glucosa para quemarla como combustible. Cualquier y todo el exceso de glucosa queda almacenada como glicógeno (en el hígado y los músculos) o grasa. Es probable, especialmente si estamos cerca de las recomendaciones dietéticas del USDA, que estemos consumiendo mucho más azúcar del que necesitamos.

Si usted está intentando perder peso, todo esto entra en juego. Se debe a que su cuerpo puede quemar el exceso de grasa cuando disminuye lo suficiente su ingesta de carbohidratos.

BAJOS CARBOHIDRATOS PARA PERDER PESO

Todos hemos escuchado de vitaminas y minerales esenciales que nuestro cuerpo necesita cada día para tener una buena salud y un máximo rendimiento. Dejando a un lado toda publicidad, aquí están los esenciales para grasas y proteínas:

- *Grasas*: El cuerpo solamente necesita dos ácidos grasos específicos. El cuerpo no puede sintetizarlos, de modo que hay que obtenerlos de los alimentos que comemos. Estos dos ácidos grasos esenciales son el ácido linoleico (omega-6) y el ácido alfa-linoleico (omega-3).

- *Proteínas*. El cuerpo necesita nueve aminoácidos específicos. El cuerpo tampoco puede sintetizarlos, de modo que hay que obtenerlos de los alimentos que comemos. Estos nueve aminoácidos esenciales son histidina, isoleucina, leucina, lisina, metionina, fenilalanina, treonina, triptófano y valina.

¿Observó usted algo? *No hay ningún carbohidrato esencial.* Para la salud y la vida, usted necesita ciertas proteínas y grasas, pero su cuerpo no necesita técnicamente ningún carbohidrato (ni azúcares, ni hidratos de carbono, ni féculas). Para disfrutarlos sí, queremos comer dulces, panes y similares, pero no son necesarios para la vida. Eso es algo en lo que pensar.

Nuestra dieta normal baja en grasas y alta en carbohidratos nos proporciona demasiado de lo que realmente no necesitamos. Con féculas y carbohidratos como la base de la pirámide alimentaria, ¿qué esperamos? La persona promedio marca alrededor de 200 a 300 gramos de carbohidratos al día.

Como hemos mencionado ya, cada persona tiene un número concreto ideal de manejo de carbohidratos. En palabras sencillas, comer más carbohidratos que ese número es igual a subir de peso; comer menos es igual a perder peso.

Yo denomino LCC, o Límite de Carbohidratos Keto, a este número ideal de manejo de carbohidratos. Su LCC puede ser 20 gramos, o 50 gramos, o 75 gramos, o 100 gramos al día. Nadie lo sabe, pero usted descubrirá su LCC al poner en acción la dieta de la Zona Keto en su vida.

> **ES UN HECHO**
>
> Un carbohidrato que está vacío de valor nutricional es "carbobasura".
> —término acuñado por Jimmy Moore, autor de *Cholesterol Clarity* y *Keto Clarity*

Descubrir su LCC es vitalmente importante para su pérdida de peso a largo plazo y su salud a largo plazo. Por ahora, sin embargo, es bastante seguro suponer que su LCC está normalmente entre 20 y 100 gramos al día.

Algunas personas, por una razón u otra, tienen un LCC mucho más bajo que el resto de nosotros. Conozco a un individuo cuyo LCC es solamente 10 gramos al día. Eso es muy bajo, pero si él lo sobrepasa, sube de peso. También solía sufrir muchas reacciones alérgicas e inflamación, lo cual es parte de la razón por la que 10 gramos al día de carbohidratos es su LCC.

Si usted es sensible a los carbohidratos y resistente a la insulina, su LCC podría ser temporalmente más bajo del que será a largo plazo.

Por lo general, al disminuir los niveles de insulina, lo cual sucede en la dieta de la Zona Keto, el cuerpo finalmente vuelve a sensibilizarse a la insulina. Podemos llamarlo también un rebote, por así decirlo, como capacitar al cuerpo para que regrese a su número ideal de LCC.

Por ejemplo, si su cuerpo puede manejar 50 gramos de carbo-hidratos al día sin subir de peso, ese es su LCC y será ahí donde usted terminará. Si su cuerpo solamente puede manejar 20 gramos al día, quizá debido a sensibilidad a los carbohidratos, resistencia a la insulina, prediabetes o diabetes tipo 2, entonces para perder peso sencillamente necesita disminuir su conteo de carbohidratos por debajo de 20 gramos.

Cuando haya quemado la grasa y haya alcanzado su peso deseado, por lo general, tendrá un nuevo número LCC. Tal vez será

ES UN HECHO

Sensibilidad a los carbohidratos y resistencia a la insulina

- La mayoría de las personas desarrollan una sensibilidad a los carbohidratos a medida que envejecen.
- La sensibilidad a los carbohidratos produce resistencia a la insulina, lo cual significa que se necesita más insulina para contrarrestar la ingesta de carbohidratos.
- La resistencia a la insulina conduce a subir de peso, especialmente grasa abdominal.
- Las hormonas del apetito quedan finalmente afectadas.
- Generalmente hay un hambre constante.
- El metabolismo se ralentiza. Quemar grasa es casi imposible.
- Obesidad, síndrome metabólico, prediabetes, diabetes tipo 2, enfermedades del corazón, y otras enfermedades comienzan a desarrollarse.
- Los hombres con un contorno de cintura de 40 pulgadas (101 cm) y las mujeres con un contorno de cintura de 35 pulgadas (89 cm) son generalmente sensibles a los carbohidratos y resistentes a la insulina.

(ver el capítulo 3 para más detalles).

50 gramos, o 75 gramos, o 100 gramos, o cualquier otra cifra. Normalmente será más alto que los 20 gramos de grasa quemada.

La dieta de la Zona Keto, para aumentar la velocidad de las cosas, baja el LCC hasta solamente 20 gramos al día. ¿Por qué? Simplemente porque ese número debería ser suficientemente más bajo que el número ideal de LCC a largo plazo de cualquiera, y eso significa pérdida de peso inmediata.

LA CARRETERA IRREGULAR DE LOS CARBOHIDRATOS

Nuestro cuerpo almacena solamente una pequeña cantidad de carbohidratos como glicógeno (de 1.500 a 2.000 calorías como promedio) en el hígado y los músculos. Sin embargo, nuestro cuerpo almacena mucha más grasa. Los carbohidratos extra normalmente son convertidos en grasa, pero ya que nuestra dieta común no es bastante baja en carbohidratos para quemar la grasa, probablemente la grasa nunca se elimina, sino que aumenta regularmente.

El ciclo de los carbohidratos, y los azúcares y las féculas, es de hecho simple. Es como sigue:

1. Comemos carbohidratos y aumentan los niveles de glucosa en la sangre.

2. El páncreas bombea más insulina para disminuir los niveles de azúcar en la sangre.

3. Con el tiempo, el aumento de insulina bombeada, repetidas veces a lo largo del día para manejar las subidas de azúcar, finalmente causa resistencia a la insulina, y tanto la insulina como los niveles de azúcar aumentan en la sangre, desencadenando aún más subida de peso.

4. Mientras tanto, se queman carbohidratos para obtener combustible o se almacenan como grasa, y con el exceso de

consumo de carbohidratos y mayor resistencia a la insulina, el proceso de almacenamiento de grasa se acelera a medida que envejecemos.

El camino inevitable de una dieta alta en carbohidratos es uno que conduce directamente a todas las enfermedades crónicas, incluyendo obesidad, enfermedades del corazón, diabetes tipo 2, demencia, trastornos autoinmunes, hipertensión, y otras. Por fortuna, ¡no es ese el camino que usted tiene que tomar!

Los carbohidratos también tienen la distinción de hacer cosas en el cuerpo que no queremos, como las siguientes:

- Ralentiza el metabolismo.
- Causa mayores niveles de insulina, programándonos para almacenar más grasa y deteniendo o ralentizando la mayoría de quema de grasa.
- Llena el flujo sanguíneo de triglicéridos.[44]
- Engrasa la pendiente para desarrollar finalmente treinta y cinco enfermedades epidémicas y sin embargo prevenibles.
- Aumenta el apetito y los antojos de alimentos.
- Causa hígado graso, lo cual afecta la capacidad del hígado para desintoxicar, conduciendo a una acumulación de toxinas y más fatiga.

El famoso pensador político Edmund Burke (1729-97) dijo una vez: "Quienes no conocen la historia están destinados a repetirla". Yo lo cambiaría un poco: *Quienes no disminuyen su ingesta de carbohidratos están destinados a no perder peso nunca.*

Azúcares, carbohidratos y féculas son literalmente el único obstáculo real entre usted y su peso deseado. Elimine azúcares, féculas y exceso de carbohidratos, y todo esto no será nada.

La realidad, sin embargo, es otro asunto. Los carbohidratos son una parte integral de nuestro mundo.

Sí, disminuir la ingesta de carbohidratos por debajo de su LCC es el secreto para perder peso, que se logra mediante la dieta de la Zona Keto, pero será necesario algún trabajo por nuestra parte.

Sí, disminuir los niveles de insulina (la hormona que programa nuestro cuerpo para almacenar grasa) disminuyendo la ingesta de carbohidratos es la única manera de quemar el exceso de grasa a largo plazo, y esa es la meta aquí. Seguirá requiriendo un esfuerzo.

Usted puede hacerlo. Todo eso es posible.

ES UN HECHO

Descubrir su LCC (Límite de Carbohidratos Keto) dibuja la línea en la arena para la pérdida de peso y una salud ideal. Si reduce su ingesta de carbohidratos por debajo de su LCC ideal, perderá peso. Es inevitable.

La respuesta es pasar a la acción de un modo que logre sus metas, como perder peso, mayor energía, claridad mental, salud, o prevención de la enfermedad, mientras que al mismo tiempo sigue un plan con el que puede vivir y hacer diariamente.

Debe ser factible, manejable y eficaz.

La dieta de la Zona Keto es precisamente eso.

"La dieta de la Zona Keto es una manera asombrosamente fácil de quemar grasa. Yo iba perdiendo grasa tan rápido que no creía que estuviera sucediendo".
—*Kyle*

CAPÍTULO 8
LA ZONA KETO Y LA GRASA

La dieta de la Zona Keto: baja en carbohidratos, **ALTA EN GRASA**, moderada en proteína

---

AYUDÉ A JOSUÉ A PERDER 30 LIBRAS (13 kilos) con una dieta antiinflamatoria, pero él quería dar otra vuelta de tuerca. Necesitaba perder más peso y tenía algunos problemas de salud, y todo ello lo abordaría la dieta de la Zona Keto.

Juntos, fuimos a un supermercado cercano. Le mostré qué comprar: mantequilla ecológica, aceite de oliva, res alimentada con pasto, aguacates, distintos frutos secos y mantequilla de frutos secos, aceite TCM (un aceite especial, de triglicéridos de cadena media, que ayuda a entrar rápidamente en la Zona Keto), aceite de coco, variedad de hojas verdes, huevos ecológicos (de gallinas de campo), y varios otros artículos, incluyendo algunas especias. Cuando terminamos, repasé con él la dieta y después me dirigí a mi auto.

De camino de regreso a casa me di cuenta de repente de que no había leído su lenguaje corporal. Creía que él iba apresurado por la tienda porque tenía otras cosas que hacer, pero de hecho debatía lo que yo le decía que comprara.

¡Le había dado un susto de muerte!

Josué tenía sesenta años y probablemente había oído mil veces: "Si comes grasas, finalmente caerás muerto de un ataque al corazón".

Al poner en su carrito de compra la mantequilla ecológica, parecía que le temblaban las manos. Los cartones de huevos camperos fueron demasiado. ¡Él tenía miedo de que yo intentara matarlo!

Al día siguiente le llamé y le presenté más investigación para mostrar que algunas grasas son amigas y algunas otras son enemigas. A él le resultó difícil creerme, y yo sabía por qué. Sufría fobia a las grasas, como les sucede al 90% o más de mis pacientes. El 10% restante está, por lo general, demasiado enfermo y tiene más miedo a la muerte que a las grasas.

> **ES UN HECHO**
>
> Las grasas saturadas no causan placa en las arterias. La oxidación del colesterol LDL y el consumo excesivo de azúcares y carbohidratos es lo que principalmente causa placa.

Con respecto a Josué, yo sabía que hasta que venciera su miedo a las grasas, la dieta de la Zona Keto no le haría ningún bien porque ni siquiera estaría dispuesto a comenzar a hacerla.

GRASA... ¿AMIGO O ENEMIGO?

Básicamente, todo lo que nos dicen sobre las grasas se resume en lo siguiente: son malas para nosotros. Los médicos con frecuencia recomiendan una dieta baja en grasas. Casi cada industria de la salud, regulación y consejo revisor advierte sobre los peligros de la grasa. Incluso los niños pequeños en cierto modo creen que eso es cierto.

Pero usted es más inteligente. Basándose en todo lo que ha aprendido hasta ahora, vuelva a repasar estas preocupaciones válidas:

Temor: la grasa causa cáncer.

Hecho: el azúcar alimenta las células cancerígenas y causa inflamación, que está detrás de casi cada enfermedad crónica.

Temor: la grasa causa obesidad.

Hecho: el consumo excesivo de azúcar y carbohidratos causa obesidad.

Temor: la grasa obstruye las arterias.

Hecho: la acumulación de placa está causada principalmente por más colesterol LDL de patrón B causado por demasiado azúcar y carbohidratos, y por el colesterol oxidado causado por consumir demasiadas grasas poliinsaturadas.

Temor: la grasa causa enfermedades cardíacas.

Hecho: la mayoría de las enfermedades cardiovasculares son debidas a la inflamación y elevado LDL de patrón B, que es desencadenado por la ingesta excesiva de azúcar y carbohidratos.

Temor: la grasa saturada eleva los niveles de colesterol.

Hecho: las grasas saturadas elevan el colesterol LDL de patrón A y el colesterol saludable HDL, pero el azúcar y los carbohidratos elevan el colesterol poco sano LDL de patrón B.

Temor: la grasa hace engordar.

Hecho: la grasa se forma de carbohidratos y azúcares extra que no se utilizan como combustible, y que son convertidos en grasa en el hígado y almacenados en el cuerpo. Una producción excesiva de insulina por comer azúcares y carbohidratos fomenta el almacenamiento de grasa, especialmente grasa abdominal. Por lo tanto, comer demasiados carbohidratos, féculas y azúcares es lo que causa la mayoría de la grasa corporal.

Con el tiempo, información errónea de incontables fuentes nos ha hecho creer que la grasa, especialmente la grasa saturada, es mala. Los temores se han convertido en hechos, y cuando eso sucede, hay muy poco que se pueda decir o hacer para refutarlos. "No se puede argumentar contra los hechos", dice la gente. El problema es que sus hechos no son ciertos.

A continuación, tenemos algunos hechos más a considerar:

- "Recortar la grasa no reduce el riesgo de enfermedades del corazón. De hecho, comer una dieta baja en grasas causa increíbles distorsiones metabólicas, como azúcar alto en la sangre, hiperglicemia, aumento de la glucosa en ayuno, resistencia a la insulina, aumento de grasa abdominal, hipertensión, síndrome metabólico, y diabetes en quienes son genéticamente susceptibles", escribió Dr. William Davis, autor de *Adicto al pan*.

- Un inmenso estudio llamado The Women's Health Initiative, que duró ocho años y costó más de cuatrocientos millones de dólares y que midió a casi cincuenta mil mujeres, publicó sus descubrimientos en el número del 7 de febrero de 2006 del *Journal of the American Medical Association*. La conclusión: una dieta baja en grasa no previene las enfermedades del corazón.

- "El consenso científico actual es que la grasa total en la dieta no afecta el riesgo de enfermedades del corazón o de tener sobrepeso", escribió Mark Hyman, autor de *Eat Fat, Get Thin* (Come grasa y adelgaza), "y, sin embargo, muchos médicos y dietistas siguen aferrándose a esa idea ya desfasada".

- Un estudio durante veintiún años a ochenta mil mujeres no descubrió ninguna relación entre la ingesta de grasa y el aumento de peso.[45]

- Otro estudio a cuarenta y tres mil hombres no descubrió ninguna relación entre la grasa alimentaria o grasa saturada y las enfermedades del corazón.[46]

Este temor a la grasa es ciertamente un obstáculo para casi todos nosotros. Sinceramente, yo mismo solía sufrir fobia a la grasa. Creo que todos la sufren en cierta medida, a menos que creciéramos en partes del mundo donde las personas, como los esquimales en el norte de Canadá, entendían que la grasa es una parte de la vida necesaria y saludable.

Pero sepa que, aunque la dieta de la Zona Keto es baja en carbohidratos, alta en grasas y moderada en proteínas, es también saludable y el mejor método del mundo para perder peso.

Por lo tanto, ¿cuál es su respuesta? ¿Es la grasa un amigo o un enemigo?

Sin ninguna duda, ¡es su amigo!

ES UN HECHO

Las grasas saturadas se queman rápidamente en un cuerpo bajo en carbohidratos.

¿PARA QUÉ ES LA GRASA?

El hecho de que la dieta de la Zona Keto sea "alta en grasa" no significa que usted puede comerse una barra de mantequilla o que se bebe botellas de aceite. Tampoco requiere que se coma kilos de alimentos fritos y grasosos o que cocine todo en grasa.

Para comenzar, y quizá para calmar algunas alarmas persistentes de fobia a la grasa que puedan estar sonando en su cabeza, es importante reconocer el valor principal de la grasa.

En forma de aceites, mantequillas, carnes, frutos secos y pescado, la parte alta en grasa de la dieta de la Zona Keto alcanza dos metas principales:

1. *Satisfacernos*: estos alimentos nos hacen sentir llenos, satisfechos, sin tener antojos o hambre, y contentos por muchas horas.
2. *Nutrirnos*: estos alimentos proporcionan al cuerpo los ácidos grasos esenciales, vitaminas solubles en grasa, y grasas saludables en proporciones correctas que disminuirán la inflamación en el cuerpo. (Según las Pautas Dietéticas de América de 2005, una ingesta baja de grasas, menos del 20% de calorías, aumenta el riesgo de obtener suficiente vitamina E y las dos grasas esenciales).

Para eso es la grasa, en pocas palabras. Claro que hay más detalles que aprender y aplicar, pero esa es la razón que está detrás de la parte alta en grasa de la dieta de la Zona Keto.

Nadie a quien yo conozco pone objeciones a sentirse satisfecho y estar nutrido, especialmente cuando realiza una dieta que quema grasa.

LAS GRASAS CAUSAN CONFUSIÓN

Parte de la fobia con respecto a las grasas está relacionada sin duda alguna con la confusión generalizada sobre las grasas: los nombres, lo que es natural, lo que es fabricado, de dónde proviene, y si es inflamatoria o antiinflamatoria.

Por ejemplo, el aceite de pescado (que es bueno para usted) y el aceite de maíz (que no es bueno para usted) son grasas poliinsaturadas. ¿Cómo va a saber alguien qué grasas son saludables y cuáles no lo son?

En el mundo de las grasas tenemos estas cuatro agrupaciones principales:

1. Grasas saturadas
2. Grasas monoinsaturadas
3. Grasas poliinsaturadas
4. Grasas trans

Cada grasa tiene grasas específicas dentro de cada grupo, algunas con su propio nombre único. El aceite de palma, por ejemplo, es una grasa saturada llamada palmitato, mientras que la mantequilla de cacao, también una grasa saturada, está compuesta principalmente por estearato. También, a nivel celular, cada grasa afecta al cuerpo de modo diferente. Por cuestión de claridad, la dieta de la Zona Keto utiliza el nombre general, como aceite de coco, en lugar de mencionar el hecho de que el aceite de coco es principalmente una combinación de dos grasas: laurato y miristato.

Entonces, para añadir a la mezcla otra capa de confusión, está todo el mercadeo que intenta convencernos de que ese aceite es mejor, que esa crema es mejor, que ese spray es óptimo, que aquella mantequilla es la mejor de todas, y así sucesivamente. ¿A quién creer?

Una manera de dar sentido a todo ello es mirar su propio cuerpo. A nivel celular, las células están compuestas de grasas. Estos ácidos grasos que constituyen las células consisten en grasas saturadas, grasas monoinsaturadas, y una pequeña cantidad de grasas poliinsaturadas. Se ve del siguiente modo:

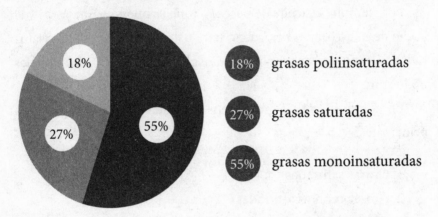

18%   grasas poliinsaturadas

27%   grasas saturadas

55%   grasas monoinsaturadas

Debido a que nuestras células están formadas por grasas, la salud de esas grasas afecta directamente nuestra propia salud. Recordemos que la oxidación del peligroso colesterol LDL de patrón B ocurre mucho más rápidamente y fácilmente que con LDL neutro de patrón A. Lo que proporciona una capa protectora alrededor del LDL de patrón A es una fina capa de grasa.

Necesitamos un equilibrio saludable de grasas en nuestro cuerpo. A eso se debe en parte que una dieta baja en grasa sea inherentemente poco sana. Privemos a nuestro cuerpo y cerebro de grasas, especialmente al cerebro, y al final tendremos multitud de problemas. Después de todo, el cerebro es grasa en torno a un 60%, y una cantidad significativa del cerebro está compuesta por colesterol, grasas omega-3 y fosfolípidos.

En las células, los alimentos y las grasas saludables que comemos ayudan a proporcionar a las membranas celulares rigidez y estructura (de las grasas saturadas) y flexibilidad (de las grasas poliinsaturadas en el aceite de pescado). Las grasas dietéticas ayudan a regular la inflamación y mejoran la función cerebral y el ánimo.

Alimentos y grasas poco sanas causan que la membrana celular se vuelva más porosa, inestable y blanda. Las células no funcionan bien, y las condiciones son ideales para el daño de los radicales libres, inflamación y oxidación. Esto conduce al final directamente a enfermedades.

Con todo esto sucediendo tras puertas cerradas, por así decirlo, es fácil entender por qué la mayoría de las personas en el pasillo del supermercado no tienen ni el tiempo o el interés para pensar en hechos en conflicto sobre aceites, grasas, mantequillas, cremas, y similares. Es mucho más fácil tomar la ruta baja en grasas e intentar evitar todo lo grasoso.

Como usted sabe, esa ruta no es realmente una opción.

GRASAS QUE EL CUERPO NECESITA

Hay dos yogures en el estante: uno es bajo en grasa y alto en azúcar, mientras que el otro es bajo en azúcar y sin embargo alto en grasa. La mayoría de las personas escogerían automáticamente la opción baja en grasa sin parpadear, pero cuando consideramos los picos de insulina, el almacenamiento de grasa y la necesidad que tiene el cuerpo de grasas saludables, ¿cuál escogería usted?

A la mayoría de mis pacientes, saber la razón por la cual ciertas grasas son recomendables, saludables y necesarias les ayuda a cambiar y salir de su pensamiento de fobia a la grasa. Me ayudó a mí también.

Cuando se trata de la dieta de la Zona Keto, también ayuda saber con antelación que las grasas (en aceites, mantequillas y carnes) en la dieta están ahí para proporcionarnos, durante todo el camino hasta las células, el combustible que necesita el cuerpo para funcionar a su máximo rendimiento. Nuestra grasa dietética se convierte en nuestro combustible, y ya no seguimos quemando azúcar como combustible.

Por ejemplo, sinceramente podríamos llamar a esto una dieta de alimento para el cerebro porque las grasas que generalmente comemos producen un pensamiento y enfoque tan claros que nos sorprenderemos. La neblina mental que puede que usted sufra, como les sucede a millones de personas cada día, por lo general, se quema y se va, de modo que puede usted estar atento y alerta.

ES UN HECHO

Las grasas saturadas de animales alimentados con pasto aumentan el HDL, que a su vez ayuda a eliminar la placa de las arterias.

Lo cierto es que su cuerpo necesita ciertas grasas; no todas las grasas ni tampoco en grandes cantidades, sino las grasas adecuadas (que son saludables) y en la cantidad correcta. Eso es en parte lo que hace que la dieta de la Zona Keto sea tan única y potente.

Esta es una mirada más detallada a las cuatro grasas y cómo nos afectan:

GRASAS SATURADAS

Las grasas saturadas, con frecuencia calumniadas y mal etiquetadas como la grasa "asesina", siguen siendo aceptadas solo marginalmente. Las Pautas Dietéticas para los Estadounidenses 2015-2020 dicen que las grasas saturadas deberían formar menos del 10% de la ingesta total diaria de calorías. Yo no estoy de acuerdo, pero sí recomiendo que las grasas saturadas sean equilibradas con grasas monoinsaturadas o que la dieta tenga ligeramente más grasas monoinsaturadas.[47] Recordemos que la composición de los ácidos grasos de nuestra célula es en un 55% grasas monoinsaturadas y solo un 27% de grasas saturadas.

Las grasas saturadas incluyen aceite de coco, aceite de palma, mantequilla ecológica, y mantequilla de cacao. Comer más de estas grasas nos ayudará a:

- Disminuir la inflamación.[48]
- Mejorar la función cerebral y disminuir el riesgo de demencia.[49]

En la dieta de la Zona Keto recomiendo utilizar aceite de coco para cocinar, como cuando se fríe un huevo o se saltean verduras. La mantequilla ecológica o *ghee* (mantequilla clarificada) también funciona para freír al igual que para muchos otros usos. No fría con aceite de oliva, aceite de aguacate, o con otras grasas monoinsaturadas. Nunca fría con grasas poliinsaturadas como aceite de maíz, aceite de semilla de soja, aceite de uva, aceite de cártamo, aceite de girasol, etc., ya que estas grasas producen un exceso de peróxidos lípidos inflamatorios.

¿Recuerda que la insulina aumenta mucho cuando comemos carbohidratos, azúcares y féculas, y que la insulina impide el proceso de quemar grasa? Bueno, es interesante que cuando estamos en la Zona Keto, las grasas no tienen efecto alguno en los niveles de glucosa en la sangre o en los niveles de insulina. No hay picos de insulina ni ninguno de los efectos negativos que eso conlleva. En cambio, tendremos una sensación regular de sentirnos satisfechos y llenos.

GRASAS MONOINSATURADAS

La mayoría de grasas monoinsaturadas son saludables, siendo la principal el aceite de oliva. Entre otras se incluyen el aceite de aguacate, aceite de almendra, y bastantes frutos secos, incluidas almendras, pacanas y nueces de macadamia. (También es correcto comer la oliva, el aguacate o los frutos secos). Algunas grasas monoinsaturadas también se encuentran en la manteca, el sebo (grasa de oveja y de res), en muchos productos lácteos, y en la res, la cabra y la oveja alimentados con pasto.

Técnicamente, el aceite de oliva es una mezcla de aceites (75% monoinsaturado, 13% saturado, y 12% poliinsaturado), pero para no complicarlo se le denomina una grasa monoinsaturada (más prueba aún de que las grasas pueden ser un tema confuso). Yo prefiero el aceite de oliva virgen extra orgánico y no refinado, y el aceite de aguacate virgen extra prensado en frío y orgánico.

> **ES UN HECHO**
>
> Las grasas monoinsaturadas ayudan a luchar contra la artritis, a disminuir el riesgo de derrames, y a reducir los riesgos de cáncer de mama.

En la dieta de la Zona Keto observará que algunas grasas monoinsaturadas no están incluidas o se desalienta su consumo. Eso se debe a dos razones. En primer lugar, la meta es permanecer en la Zona Keto para que la producción de ketona esté al máximo y usted queme grasa, y algunas fuentes de grasas monoinsaturadas (como los anacardos) aunque son saludables, tienen carbohidratos suficientes para sacarle de la Zona Keto. En segundo lugar, algunas grasas monoinsaturadas, como la mantequilla orgánica, son mejores que otras para la salud a largo plazo, como la manteca. La grasa monoinsaturada que yo advierto a los pacientes que eviten es el aceite de colza, porque aproximadamente el 90% está modificado genéticamente y porque, normalmente, es parcialmente hidrogenado.

En general, las grasas monoinsaturadas son muy buenas para nosotros porque ayudan a:

- Disminuir la inflamación para ayudar con la artritis.[50]
- Menguar las posibilidades de derrames.[51]
- Reducir el riesgo de cáncer de mama.[52]
- Elevar el colesterol HDL protector.

Las carnes ecológicas (res, cordero, cabra, y animales salvajes como ciervo, alce y antílope) tienen más grasas monoinsaturadas, nutrientes y vitaminas que las carnes alimentadas con grano y piensos, al igual que sus productos ecológicos como mantequilla, queso, leche y yogurt.

Cuando se trata de animales alimentados con pasto o con grano, la composición de la grasa es marcadamente diferente. La alimentada con pasto contiene más nutrientes y vitaminas. Recordemos al "peculiar" antropólogo Stefansson que se ingresó en un hospital de NYC y durante un año comió solamente carne y bebió solamente agua, y fue declarado perfectamente sano sin ninguna deficiencia, ni presión arterial alta, escorbuto, pérdida de cabello, o efectos secundarios negativos.

Además, los animales criados en granjas obtienen su parte de antibióticos, pesticidas, estrógeno y otras hormonas, y "otros" ingredientes (incluyendo aserrín, caramelo, envoltorios de caramelos, estiércol de gallina, y entrañas de pez).[53]

Ya sea que el animal se engorde para el mercado o para producir más leche, cualquier toxina de hongos, alimentos GM, hormonas del crecimiento bovino,[54] estrógeno bovino, pesticidas y similares terminan, por lo general, siendo almacenados en el tejido adiposo del animal, que a su vez se nos transmite a nosotros mediante las carnes y los productos lácteos que consumimos.

Con los pacientes de cáncer descubrí que quienes consumían carne alimentada con grano como parte de su dieta se enfermaban aún más. Las carnes tenían toxinas, de modo que reduje su ingesta y aumenté las mantequillas ecológicas y pequeñas cantidades de carnes alimentadas con pasto, y tuvimos resultados mucho mejores.

GRASAS POLIINSATURADAS

Las grasas poliinsaturadas se encuentran en el aceite de maíz, aceite de girasol, aceite de semilla de algodón, aceite de sésamo, aceite de cártamo, aceite de semilla de soja, aceite de uva, y aceite de lino. Ciertas semillas (calabaza, sésamo, chía, girasol), pescados (salmón salvaje, arenque, sardinas, caballa, trucha, anchoas, atún) y frutos secos también tienen grasas poliinsaturadas.

Es aquí donde las cosas se ponen interesantes. Como sabe, hay solamente dos ácidos grasos esenciales que nuestro cuerpo necesita: ácido linoleico (omega-6) y ácido alfa-linoleico (omega-3). Resulta que ambos están en el grupo de las grasas poliinsaturadas.

Existen literalmente cientos de beneficios primarios y secundarios de estos ácidos grasos esenciales. Algunos incluyen:

- Membranas celulares sanas
- Coágulos de sangre sanos
- Producción de hormonas
- Función cerebral sana
- Salud de la piel y el cabello
- Salud del sistema reproductor
- Metabolismo sano

- Tiroides sana
- Descomposición y transporte del colesterol
- Sistema inmunológico sano

¡Sin duda alguna usted querrá tenerlos! Sin embargo, la mayoría de nosotros generalmente consumimos demasiadas grasas omega-6 en nuestra dieta y, por el contrario, pocos obtenemos suficiente omega-3. La proporción ideal sería de 1:1 a 4:1 (omega-6 y omega-3), pero algunas personas están supuestamente tan desequilibradas que su proporción sube hasta 25:1 o incluso hasta 50:1.

Este desequilibrio causa, entre otras cosas, enfermedades del corazón, cáncer, enfermedad autoinmune e inflamación.[55] También crea coágulos de sangre, obstaculiza la absorción del buen omega-3, causa que la sangre esté pegajosa, y hace que el colesterol LDL se oxide, preparando el escenario para la formación de placa en las arterias.

> **ES UN HECHO**
>
> Precaución: el aceite de semilla de soja es el tipo más común de aceite utilizado en la producción de aliños para ensalada.

Cuando entendemos cuán bueno es el omega-3 para nuestro cuerpo, el hecho de que es bloqueado por demasiado omega-6 es en sí mismo razón suficiente para trabajar para ajustar la proporción desequilibrada. La grasa omega-3 ayuda a luchar contra el cáncer (mama, colon y próstata), el asma, SCI, TDAH, depresión, pérdida de memoria, pérdida de visión, artritis, diabetes, enfermedades cardíacas, presión arterial alta, colesterol alto, y muchas otras enfermedades.[56]

El problema es que el omega-6 está casi en todas partes. La mayoría de refrigerios y comidas rápidas contienen omega-6. De hecho, según el Dr. Andrew Weil, "el aceite de semilla de soja solamente está tan extendido ahora en las comidas rápidas y los alimentos procesados que un asombroso 20% de las calorías en la dieta estadounidense se calcula que provienen de esta sola fuente".[57]

El hecho de que el Comité Asesor para las Pautas Dietéticas de 2015 recomiende utilizar aceites de semilla de soja, maíz y cártamo en lugar de mantequilla o aceite de coco tampoco ayuda. Demasiada ingesta de grasa poliinsaturada solamente alimenta el desequilibrio, aumentando aún más la inflamación y las enfermedades resultantes.

No hay una dosis estándar recomendada de grasas omega-3 al día, pero yo generalmente recomiendo a mis pacientes que tomen un total de 1 a 2 gramos de DHA y EPA en forma de aceite de kril o aceite de pescado, o una combinación de ambos. (El aceite de kril puede que se absorba mejor que el aceite de pescado). Como suplemento, es muy fácil de hacer. Comer salmón salvaje es otra manera estupenda de obtener omega-3 (ver el apéndice A para más información).

Claramente, consumir una proporción de 1:1 a 4:1 de omega-6 y omega-3 es un reto. Cuando comienza la dieta de la Zona Keto, necesita limpiar y reabastecer sus armarios y su despensa de alimentos que sean saludables y le mantengan en la Zona Keto.

GRASAS TRANS

La mantequilla ecológica realmente es buena para usted. Una sola cucharada de mantequilla ecológica contiene cantidades elevadas de vitamina A, carotenos, vitamina D, vitamina E y vitamina K_2. Y, sin embargo, las personas con frecuencia escogen margarina, que se ha demostrado que causa ataques al corazón, aumenta los niveles de insulina en la sangre, disminuye el HDL, y mucho más.[58]

Margarinas, rosquillas, papas fritas y muchos otros alimentos, especialmente los alimentos procesados, contienen grasas trans, que se ha demostrado repetidamente que aumentan el peligroso LDL de patrón B y disminuyen el HDL (el colesterol bueno); causan enfermedades del corazón, demencia, aumento de peso, grasa abdominal, obesidad, resistencia a la insulina, y diabetes tipo 2; y posiblemente aumentan el riesgo de cáncer.

La FDA (Administración de alimentos y medicamentos, por sus siglas en inglés) prohibió las grasas trans en 2015, y sin embargo las fábricas de alimentos procesados pueden tener hasta 0,5 gramos de grasas trans por ración y aun así poner "0 gramos de grasa trans" en la etiqueta.[59]

En palabras sencillas, las grasas trans no nos ofrecen nada de valor y causan un tremendo daño. Tristemente, se está utilizando una nueva grasa a medida que se van eliminando las grasas trans. Estas nuevas grasas son IE (grasas Inter esterificadas) y se desarrollaron para ocupar el lugar de las grasas trans en los aperitivos y los productos horneados. Ahora las etiquetas de los alimentos pueden proclamar "cero grasas trans" pero tienen grasas IE, que son igualmente peligrosas.

La investigación publicada en *Nutrition and Metabolism* descubrió que las grasas IE elevan el colesterol LDL, disminuyen el colesterol HDL

> ## ES UN HECHO
> Cuando quemamos grasa como combustible, perdemos peso. Si quemamos azúcares como combustible, por lo general, subimos de peso.

bueno, y aumentan la glucosa tras la comida (azúcar en la sangre) en un asombroso 40%, pero no hay un etiquetado que advierta a los consumidores de un producto que contiene grasas IE. Estas grasas IE se encuentran en muchos alimentos precocinados, alimentos horneados, alimentos de restaurantes y aperitivos, pero pueden evitarse consumiendo alimentos naturales.[60]

Como resultado del proceso de fabricación de la grasa IE, el aceite se vuelve rancio más lentamente, lo cual hace que sea muy adecuado para freír y fabricar margarina. Sabe bien y tiene un bajo contenido en grasa saturada; sin embargo, muchos médicos están advirtiendo que las grasas IE son peores que las grasas trans porque aumentan el riesgo de enfermedades del corazón, derrame cerebral y diabetes, mientras que las grasas trans aumentan principalmente el riesgo de enfermedad cardiovascular y derrame.

Desde que la FDA ordenó a las empresas alimentarias eliminar por completo las grasas trans para junio de 2018, las empresas de alimentos procesados han estado buscando un sustituto. Las grasas IE son un sustituto, pero no aparecen en la etiqueta. En cambio, los fabricantes pueden usar términos como "alto estearato" o "rico esteárico". Si la etiqueta de un alimento procesado tiene "aceite vegetal" en su lista de ingredientes, entonces probablemente estemos consumiendo grasas IE o grasa trans.[61]

QUÉ ESPERAR EN LA DIETA DE LA ZONA KETO

Cuando las mujeres pierden peso, a veces pierden peso en la zona de la cara y se ven demacradas. He visto eso muchas veces en dietas extremadamente bajas en grasa. La dieta de la Zona Keto, sin embargo, tiene como objetivo la grasa abdominal. Puede que la cara pierda un poco de peso al perder grasa abdominal y grasa corporal, pero no hay que preocuparse por verse demacrado.

De manera un poco irónica, las grasas que consumimos en la dieta de la Zona Keto tienen todo que ver con lo siguiente:

- Volver a meterse en esos pantalones vaqueros
- Perder peso
- Ponerse ese vestido

- Sentirse bien
- Estar sano
- Vivir por más tiempo
- Sufrir menos enfermedades
- Lucir bien
- Mantenerse activo
- Disminuir el colesterol
- Evitar enfermedades

Con respecto a cuánto aceite, mantequilla, frutos secos y pescado son ideales para usted en la Zona Keto y quemar el exceso de grasa, la respuesta es una cantidad equilibrada y saludable.

La proporción de grasas saturadas y monoinsaturadas se acerca a 1:1, de modo que si usted se come una cucharada de mantequilla ecológica, debe equilibrarlo con una cucharada de aceite de oliva, aceite de aguacate, o un puñado de almendras, pacanas, o nueces de macadamia (los frutos secos naturales son los mejores, pero los tostados están bien). Este enfoque del 50/50 también nos ofrece más opciones de alimentos. (Para personas que tienen el colesterol alto o quienes están trabajando para bajar el colesterol, puede que sea necesaria una proporción de 20/80. El apéndice D bosqueja esto con más detalle).

La dieta es flexible también en cuanto a que, si aun así siente hambre, puede aumentar un poco la ingesta de grasa. Esto es vital para la dieta de la Zona Keto porque:

La única razón por la cual las personas salen de la Zona Keto es porque no comen suficientes grasas y comen demasiada proteína o demasiados carbohidratos.

Si usted necesita aumentar las grasas (saturadas o monoinsaturadas), está bien. No le hará daño porque ya ha disminuido tanto su ingesta de azúcar y carbohidratos, que no se producirá oxidación, inflamación o picos de insulina.

La ingesta calórica de la dieta de la Zona Keto consiste en:

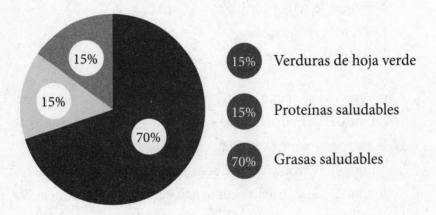

15% Verduras de hoja verde

15% Proteínas saludables

70% Grasas saludables

Esto es flexible en cuanto a que, si usted necesita aumentar un poco más las grasas o disminuir las proteínas, o incluso comer más verduras de hoja verde, normalmente se mantendrá en la Zona Keto. Los 20 gramos de carbohidratos, por lo general, no aumentarán hasta que alcance su peso deseado.

¿Cuánta grasa es el 70% de su dieta? Estamos hablando solo de 8 a 10 cucharadas aproximadamente de grasa al día para los hombres, de 6 a 8 cucharadas al día para mujeres, y a veces más. Con los menús y las recetas de las páginas siguientes será increíblemente fácil lograrlo. Y generalmente se sentirá lleno todo el día y toda la noche como resultado, a la vez que pierde peso.

Para detallarlo, si 2000 calorías al día es el promedio para los hombres, entonces eso supone unos 140 gramos de grasa (0,07 x 2000). Cada cucharada de aceite tiene unos 14 gramos de grasa, de modo que es aproximadamente diez cucharadas al día. (Un gramo de grasa es técnicamente 9 calorías, pero redondearlo a 10 calorías por gramo hace que las matemáticas sean más fáciles). Una ingesta aproximada de 1500 calorías para las mujeres resulta en 6 a 8 cucharadas de grasa al día.

Si quiere realmente disminuir el peligroso LDL de patrón B, o si tuviera un análisis RMN Lipoprofile que mostrara más LDL de patrón B del que usted querría, puede ajustar la proporción de grasa al 25% hasta el 50% de grasas saturadas y del 50% al 75% de monoinsaturadas. Para un pequeño subgrupo de personas, disminuir el LDL de patrón B es más difícil, pero ajustar la proporción de grasas normalmente ayudará (ver el apéndice D para más información).

Cuando usted está en la Zona Keto, su corazón, su cerebro y sus músculos también están en la zona, ya que su fuente de combustible preferida es la grasa en lugar del azúcar. Es bueno para todo su cuerpo. Salud mejorada, energía renovada, claridad increíble y pérdida de peso: estas son tan solo algunas de las cosas que puede esperar cuando está en la Zona Keto.

"Tres huevos cocinados en mantequilla ecológica, con un aguacate entero, y me siento enérgico, alerta y lleno durante cinco horas".

—*Don*

CAPÍTULO 9

LA ZONA KETO Y LAS PROTEÍNAS

La dieta de la Zona Keto: baja en carbohidratos, alta en grasas, **MODERADA EN PROTEÍNAS**

ROBERTO ERA UN HOMBRE al que le gustaban la carne y las papas. Había cruzado la línea de la mediana edad bastante bien, debido en parte a su compromiso con el ejercicio físico, pero estaba preocupado por sus cifras.

"Es el juego de trepar", bromeaba. "Todas las cifras malas van trepando lentamente, como mi presión arterial, colesterol y peso, mientras que todas mis cifras buenas van trepando de manera descendente. Lo peor, sin embargo, son mis tejanos de cuarenta pulgadas (un metro). ¡Solía tener un contorno de cintura de 32 (81 cm)!".

Hablamos sobre alimentos, sensibilidad a los carbohidratos, resistencia a la insulina, y todo eso. Él vio rápidamente la importancia de perder la grasa abdominal, ya que no solo le molestaba, sino que también era el camino probable hacia la enfermedad en su cuerpo.

Pasó a la dieta de la Zona Keto queriendo comenzar lentamente e ir cobrando ímpetu con el tiempo. Funcionó para él, aunque le expliqué que la mayoría de las personas prefieren saltar en lugar de deslizarse.

Para Roberto, recortar la ingesta de papas, granos y otras féculas fue vital. Le costó un poco acostumbrarse a sustituir esas cosas por verduras de hoja verde y ensaladas, pero entendió la importancia de consumir pocos carbohidratos para así poder entrar en la Zona Keto.

Casi tres meses después volvió a visitarme, y era todo sonrisas. Todas las cifras, especialmente su colesterol, iban en la dirección correcta. "Sin embargo, hay una cosa", dijo. "Parece que no consigo llegar a meterme en mis tejanos de 32 pulgadas. Estoy atascado, literalmente. ¿Qué estoy haciendo mal?".

Tras dialogar sobre las tres maneras de salir de la Zona Keto (no comer grasas suficientes, demasiadas proteínas o demasiados carbohidratos), exclamó de inmediato: "Es la proteína. ¡He estado comiendo demasiada carne y demasiados batidos de proteína de suero de leche!".

Hizo ajustes, disminuyendo un poco su ingesta de proteínas y aumentando un poco la de grasas, dejando igual las verduras verdes. Me impresionó que estuviera manteniendo baja su ingesta de carbohidratos por tanto tiempo, considerando su afición a las féculas, pero volver a ponerse su ropa de hacía años era una fuerte motivación. Sus proyectos usuales que lo mantenían activo eran un programa de ejercicio suficiente.

Unas seis semanas después me envió un correo electrónico con un breve "gracias, doctor" y dos símbolos de pulgares hacia arriba. Parece que podía volver a ponerse sus viejos tejanos.

EL PODER DE LA PROTEÍNA

La proteína es necesaria para el cuerpo. Concretamente, necesitamos nueve aminoácidos esenciales (histidina, isoleucina, leucina, lisina, metionina, fenilalanina, teanina, triptófano y valina), y el único modo de obtenerlos es mediante los alimentos que comemos.

Fuentes típicas incluyen huevos, carne como pollo, pavo y res, productos lácteos, pescado, y plantas y productos vegetales.

Por cierto, los huevos contienen cada aminoácido esencial. Combinemos eso con el cambio en las Pautas Dietéticas de 2015 que dicen que ahora es saludable comer el huevo completo,[62] y tenemos una fuente perfecta de proteína y aminoácidos.

Algunos argumentan que demasiada proteína, especialmente de carnes procesadas, aumenta el riesgo de cáncer. La Agencia Internacional para la Investigación del Cáncer, que es una agencia de la Organización Mundial de la Salud, clasificó las carnes procesadas como carcinógenas o sustancias causantes de cáncer y clasificó la carne roja como probable carcinógeno.[63]

Por mi experiencia con pacientes de cáncer, las carnes procesadas como pepperoni, jamón, perritos calientes, salchichas, salami e incluso beicon, no ayudan en el proceso de curación y pueden incluso causar cáncer. Las carnes alimentadas con pasto, por otro lado, obtienen resultados mucho mejores, de modo que yo recomiendo mantenerse alejado todo lo posible de las carnes procesadas. Comer algunas con moderación, o rotarlas cada tres o cuatro días, probablemente no causará ningún problema.

> **ES UN HECHO**
>
> Los huevos son el mejor alimento para el cerebro.

La carne procesada ha sido ahumada, salteada o curada. Generalmente contiene sustancias químicas como nitritos que producen compuestos N-nitroso y que aumentan el riesgo de cáncer. Comer carnes procesadas y la ingesta excesiva de carne roja puede aumentar el riesgo de cáncer colorectal, cáncer de páncreas y cáncer de próstata.

¿Cuánta carne procesada es demasiada? Un perrito caliente o cuatro pedazos de beicon es suficiente para aumentar el riesgo. Si le gustan las carnes procesadas, sencillamente reduzca su ingesta a solo dos o tres pedazos de beicon sin nitritos cada tres o cuatro días, y recomiendo consumir una cucharada de fibra (como semillas de chía) con 8 onzas (23 cl) de agua después de comer carnes procesadas.

Para mis pacientes con cáncer avanzado, permito de 3 a 4 onzas (85 a 113 gr) de carne alimentada con pasto dos veces por semana. Sin embargo, las personas que no tienen cáncer pueden comer carne roja con más frecuencia, una ración cada dos o tres días.

Las proteínas son una parte integral de la dieta de la Zona Keto. Al ser una dieta moderada en proteínas, eso significa que hay algunos límites en el consumo de proteínas.

Quizá se pregunte: ¿Por qué hay límites en las proteínas si las proteínas son saludables?

O tal vez esté pensando al respecto desde la perspectiva de perder peso: ¿Por *qué hay límites en las proteínas si las proteínas no tienen ningún carbohidrato?*

Esas son buenas preguntas. La Zona Keto limita la ingesta de proteínas porque si ingerimos demasiadas, normalmente se detiene toda la quema de grasa. No es una cuestión de proteínas saludables o carbohidratos; más bien es el hecho de que demasiadas proteínas puede hacer que salgamos de la Zona Keto.

A nivel celular, cuando comemos más proteínas de las que nuestro cuerpo puede quemar o utilizar, el exceso es convertido en glucosa por el hígado, casi como si hubiéramos comido azúcares o carbohidratos. El nivel de insulina aumenta entonces, y eso nos hace salir de la Zona Keto. El proceso se llama *gluconeogénesis*. Básicamente, el cuerpo fabrica sus propios carbohidratos de las proteínas extra que comimos.

Por eso, consumir demasiadas proteínas en realidad puede hacernos sentir más hambre. Las proteínas extra generalmente son convertidas en azúcares, lo cual vuelve a situarnos de nuevo en el escenario de utilizar azúcar como combustible, y la quema de grasa se detiene.

La proporción ideal de ingesta de proteínas para la dieta de la Zona Keto es aproximadamente de 1 gramo de proteína por kilo (2,2 libras) de peso.

Eso se divide aproximadamente en 20 a 30 gramos de proteína por comida, con 60 a 140 gramos como la cantidad máxima en un día. Por lo tanto, alguien que pesa 180 libras (82 kilos) necesita unos 80 gramos de proteína al día, o 27 gramos por comida.

Para expresarlo de otro modo, siendo cada onza o 28 gramos de proteína (huevo, pescado, pollo o filete) unos 7 gramos de proteína, los hombres deberían consumir de 3 a 6 onzas (85 a 170 gr) de proteína dos o tres veces al día. Esto ayudará a evitar que sienta hambre, y generalmente le mantendrá en la Zona Keto.

Ya se hace una idea. Y los menús y recetas saludables de la dieta de la Zona Keto hacen que la selección de proteínas sea un proceso muy fácil.

La mayoría de las personas obtienen cerca del 30% de sus calorías totales diarias de las proteínas que comen. La dieta de la Zona Keto disminuye la ingesta de proteínas hasta aproximadamente un 15% del total de calorías diarias. Algunos quizá necesiten disminuirlo aún más, hasta un 10%, pero la dieta de la Zona Keto es flexible para satisfacer sus necesidades (ver el apéndice C para más información para pacientes de cáncer).

Es interesante que, si es usted sensible a los carbohidratos, es probable que también sea sensible al exceso de proteínas. Como resultado, puede que necesite ajustar y disminuir un poco su ingesta de proteínas para mantenerse en la Zona Keto.

Eso es lo que le sucedía a Roberto. No dejaba de entrar y salir de la Zona Keto, y eso no era suficiente para quemar su obstinada grasa abdominal. Cuando disminuyó su ingesta de proteínas, la grasa que él quería perder se fue fundiendo.

> **ES UN HECHO**
>
> Un huevo o una onza (28 gr) de pescado, pollo o filete tienen aproximadamente 7 gramos de proteína.

Además, sentía menos hambre como resultado de sus pequeños cambios (menos proteína, más grasa), y pasó a la Zona Keto.

¿QUÉ VIENE CON LA PROTEÍNA?

Usualmente, el mayor reto con la proteína es lo que viene con ella. En la carne, podría ser una salsa dulce o un condimento, como el kétchup, o una guarnición acostumbrada, como papas con el *roast beef*, lo que hace que salgamos de la Zona Keto.

Un huevo o una onza (28 gr) de pescado, pollo o filete tienen aproximadamente 7 gramos de proteína. Cuando se trata de lácteos, que pueden ser una fuente estupenda de proteína, con frecuencia es difícil reconocer cuánto azúcar y carbohidratos vienen con las proteínas. La mayoría de los quesos, especialmente los quesos duros, incluyen un gramo de carbohidrato por onza (28 gr), lo cual hace que una rebanada de queso sea fácil de contabilizar. Solamente 2 cucharadas (1 onza) de leche entera tienen 1,5 gramos de carbohidratos.

El yogurt es un ejemplo de dónde podemos meternos en problemas. Tiene bacterias buenas, fermentación, calcio y proteína, pero 8 onzas (225 gramos) de yogurt natural entero tienen 10 gramos de carbohidratos. No está mal, pero si es desnatado, repentinamente tiene 43 gramos de carbohidratos. Si combina dos terceras partes de yogurt con una tercera parte de fruta, las 8 onzas de yogurt natural entero tienen ahora 20 gramos de carbohidratos. Si escoge cereales en lugar de fruta, se convierte en 30 gramos de carbohidratos.

Puede ver la imagen. Es fácil ver cómo algo presumiblemente saludable, como yogurt con fruta, puede sacarle de la Zona Keto.

Frijoles como pinto, negros, blancos y rojos, guisantes, lentejas y semillas de

> **ES UN HECHO**
>
> Comer demasiada proteína le hará sentir hambre, al igual que lo hará comer demasiados carbohidratos.

soja pueden ser buenas fuentes de proteína, pero son tristemente célebres por sacarnos de la Zona Keto. Una sola taza de frijoles pintos tiene 32 gramos de carbohidratos. Eso pondría fin a sus planes de quemar grasa durante el día entero.

Con las proteínas, hay que tener en cuenta los azúcares y carbohidratos inesperados que vienen con ellas. Quizá necesite usted cambiar su fuente favorita de proteína por otra para poder mantenerse en la Zona Keto. Lo sabrá sobre la marcha, pero tenga eso en mente.

Si descubre que los lácteos causan problemas, como moqueo nasal, congestión sinusal, dolor en las articulaciones, ojeras, confusión mental, hinchazón, gas, diarrea, o incluso síntomas parecidos a la gripe, entonces sería sabio recortar su ingesta de lácteos. Esos síntomas pueden ser un resultado de una intolerancia, alergia, sensibilidad o inflamación causada por la reacción de su cuerpo a la caseína, el suero, la lactosa o los hongos en los lácteos. El queso, por ejemplo, contiene muchos hongos, y las personas sensibles a los hongos (cerca del 20% al 25% de nosotros) quizá tengan la misma reacción al queso que la que tendrían a las esporas de hongos en el aire. También el café, chocolate, muchos frutos secos, granos, la mayoría del maíz, bayas blandas, cacahuates y vino tienen con frecuencia toxinas de hongos. Es algo a considerar.

Otra consideración con las proteínas viene del proceso de fabricación. Por ejemplo, la pasteurización calienta brevemente la leche a más de 160º F (71º C) para matar las bacterias malas. El proceso también mata bacterias buenas o probióticos, adultera las proteínas de la leche, y hace que los azúcares se absorban con más rapidez, lo que hace que la leche pasteurizada sea menos nutritiva que en su forma natural. Es comprensible que la leche natural conlleva preguntas de saneamiento y posibles bacterias patógenas, virus y parásitos. (El kéfir de leche natural o el yogurt de leche natural son buenas opciones, ya que el proceso de fermentación normalmente mata bacterias malas, virus y parásitos).

Claramente, muchos desconocidos pueden acompañar a las proteínas.

Mientras que en la Zona Keto, siendo el objetivo quemar grasa, el máximo de carbohidratos de 20 gramos al día automáticamente minimizará algunos productos lácteos. No recomiendo eliminar por completo los lácteos; en cambio, bastará con reducir el tamaño de las raciones o consumirlos cada tres o cuatro días para poder permanecer en la Zona Keto. Además, escoja lácteos ecológicos y alimentados con pasto si están disponibles como mantequilla, *ghee* y queso.

Personalmente, yo como lácteos orgánicos en forma de queso (en una ensalada Caprese con queso mozzarella) cada tres o cuatro días, y los espero con ganas. Pero si consumo queso diariamente, tengo congestión nasal y sinusal, produzco mucosidad excesiva, y me aparecen ojeras.

Los lácteos no son la única fuente de proteína que viene con otros elementos no deseables. Como hemos hablado, las carnes incluyen con frecuencia toxinas como resultado de lo que les han dado de comer a los animales. Es lógico que los animales que son alimentados de modo nutritivo producirán carne más nutritiva.

El estómago de una vaca es como una lavadora de cuatro fases. Para vacas, ovejas y cabras, el pasto es ideal. Alimentar a los animales con piensos les causa hinchazón, lo cual requiere entonces tratamiento con antibióticos. Los antibióticos en la alimentación terminan naturalmente en la carne, que después nosotros nos comemos.[64]

Dave Asprey, autor de *The Bulletproof Diet* (La dieta a prueba de balas) lo expresa mejor: "Alimentar al ganado con comida basura los convierte en comida basura. Los rumiantes han de comer pasto, no granos, pan rancio, cereales, plumas de pollo o basura de la ciudad, cosas que a veces se añaden para recortar el costo del alimento para animales".[65]

Las carnes alimentadas con pasto tienen más nutrientes, omega-3, grasas y trazas de minerales, lo cual es proteína ideal para perder peso y también para la función cerebral, sin mencionar que en pequeñas cantidades es generalmente una proteína de carne segura para los pacientes de cáncer. Las carnes alimentadas con pasto también contienen CLA, una grasa saturada que se encuentra principalmente en las carnes ecológicas, y que ayuda a prevenir el cáncer.

Por años hemos sabido que la composición adiposa en la res que se alimenta con pasto y la que se alimenta con pienso es diferente. La ecológica tiene más grasa amarilla, que es mejor. La carne ecológica tiene más grasas monoinsaturadas, grasas saturadas CLA, y grasas omega-3, todas ellas grasas más saludables.[66] En el supermercado, si puede permitírselo, compre carne ecológica. De todos modos, está comiendo pequeñas raciones de proteínas, así que, si puede hacerlo, adquiera producto ecológico. Los cortes más grasosos están bien. Si come fuera de casa o no quiere pagar la carne ecológica, compre carnes alimentadas con grano y escoja los cortes más magros, como un filete.

¿Qué viene con la proteína? Esa es siempre una buena pregunta a tener en mente. Asegúrese de que sea más de lo que usted quiere, y asegúrese de que le ayude a mantenerse en el centro de la Zona Keto.

DESINTOXICACIÓN CUANDO SEA NECESARIA

La Zona Keto no es solamente el mejor programa del mundo para perder peso, sino que es también un desintoxicante increíble para quienes quieran utilizarla para eso. Elimina eficazmente grasas tóxicas de nuestro cuerpo, limpia el hígado y la vesícula, y recorre un largo camino para proteger los vasos sanguíneos de modo que no se acumule placa.

Desintoxicación cuando sea necesaria, y utilizar la dieta de la Zona Keto para perder peso, será muy saludable para la vesícula y para limpiar un hígado adiposo.

Es interesante que quienes han seguido una dieta estrictamente vegetariana o incluso han seguido dietas bajas en grasas puede que tengan problemas de vesícula sin saberlo. La vesícula ayuda a descomponer las grasas tras la comida, llevando el colesterol mediante el hígado a la bilis que se encuentra en la vesícula y después finalmente eliminándolo mediante el tracto intestinal. Pero en una dieta baja en grasas o una dieta vegetariana, la vesícula básicamente reúne bilis y normalmente no la elimina eficazmente. Eso se debe a que la grasa dietética desencadena la hormona colecistoquinina que indica a la vesícula que se contraiga y expulse bilis a los intestinos para ayudar a digerir las grasas. Una dieta baja en grasas hace que la vesícula se vuelva perezosa. Mientras la bilis se queda en la vesícula, el colesterol y la bilis forman un lodo que finalmente puede convertirse en cálculos biliares.

Añadir grasa lentamente a la dieta puede que sea necesario para limpiar la vesícula de cualquier lodo acumulado. Si comemos grasas, como aceite de oliva en la ensalada, y sentimos dolor en el cuadrante superior derecho que llega hasta la espalda o hasta el omóplato, quizá sea debido a que la vesícula no anda bien.

Aumentar las grasas buenas, como es el caso en la dieta de la Zona Keto, por lo general, ayudará a limpiar la vesícula. Yo a menudo sugiero 1 o 2 cucharadas de aceite de oliva de dos a tres veces al día para que la bilis siga fluyendo.

Para algunos, recomiendo solamente una cucharadita de aceite de oliva cada hora durante ocho horas para limpiar suavemente la vesícula. Hay otros tipos de limpieza de vesícula, pero primero es mejor visitar al médico para que realice un ultrasonido de vesícula.

> ## ES UN HECHO
>
> "¡Me muero de hambre!". Si se siente así, necesita aumentar su ingesta de grasas.

Incluso un poquito de grasas monoinsaturadas saludables (por ej., aceite de oliva y aceite de aguacate) normalmente detendrán la formación de cálculos biliares. (Si el dolor persiste, quizá tenga cálculos biliares y puede que necesite una cirugía. Tendrá que visitar a su médico para hacerse los análisis necesarios). Alimentar su vesícula con las grasas adecuadas (principalmente monoinsaturadas) generalmente la limpiará y restaurará de nuevo su función. Si tiene problemas de vesícula, la Zona Keto normalmente los revelará, y puede que ayude a curarlos al mismo tiempo.

Grasas trans, alimentos fritos y exceso de grasas saturadas pueden aumentar el riesgo de tener cálculos biliares. Una ingesta adecuada de fibra y de grasas monoinsaturadas, por lo general, previene los cálculos biliares, razón por la cual yo recomiendo que al menos la mitad de las grasas en la dieta de la Zona Keto deberían ser monoinsaturadas.

ES IDEAL LA PROTEÍNA CON MODERACIÓN

El hecho de que la dieta de la Zona Keto sea moderada en proteínas es parte de lo que hace que sea única entre otras dietas cetogénicas. La ingesta de proteína no solo tiene que ser lo bastante baja para evitar la gluconeogénesis (cuando el cuerpo convierte en azúcar el exceso de proteínas), sino que también tiene que ser lo bastante alta para proporcionarle al cuerpo los aminoácidos esenciales que necesita.

Este es un equilibrio delicado, que la dieta de la Zona Keto puede proporcionar para el cuerpo.

Además, la dieta de la Zona Keto va un paso más allá con fuentes saludables de proteína y fuentes saludables de grasa de plantas y animales criados con pasto. Esto es ideal para quemar grasa y también es ideal para la salud a largo plazo.

"Me siento estupendamente.
Ningún azúcar o carbohidrato vale la pena
para sacarme de la Zona Keto".
—*Mary*

CAPÍTULO 10

LA ZONA KETO Y LAS HORMONAS DEL APETITO

CUANDO ERA ADOLESCENTE, BRAULIO sabía que tenía problemas. "Mis padres nos llevaban a cenar fuera varias veces por semana porque todos estaban muy ocupados", explicaba. "Pizza y refrescos eran la norma después de los partidos, o comida china para celebrar un logro especial".

En relación con las estadísticas que muestran que, como promedio, obtenemos una tercera parte de nuestras calorías diarias de restaurantes,[67] Braddock y su familia estaban en el lado bajo de la tendencia.

Braulio no tenía quejas con respecto a la comida; pero después de terminar la secundaria con solo 160 libras (72 kilos), no pasó mucho tiempo antes de cruzar las 200 (90 kilos). Con 240 libras (108 kilos) comenzó a tener dolores de espalda, dolor en las articulaciones y presión arterial alta. Su médico le sugirió con firmeza que comenzara a tomar enseguida medicinas para bajar el colesterol.

"Sé cuál debería ser mi peso ideal, y sé que los alimentos que como no son nada saludables. Todo eso tiene sentido para mí", dijo.

"Pero lo que no entiendo es cómo puedo seguir teniendo hambre después de ingerir una comida grande".

"¿Por qué se pregunta al respecto?", le dije. Tenía curiosidad por cuál sería su lógica, y esperaba poder ayudarle a encontrar sus respuestas.

Su respuesta fue muy reveladora: "Si puedo comer y seguir con hambre, entonces ¿qué va a impedirme comer aún más?", dijo él. "Solo tengo treinta años y ya soy obeso. ¿Qué va a evitar que muera a edad temprana de diabetes, enfermedades cardíacas, o alguna otra enfermedad?".

Estaba asustado. Yo podía verlo, pero era un tipo de temor sano. Él quería una respuesta con la que pudiera vivir, ya que sin ninguna duda afectaría toda su vida.

Cuando le expliqué que las hormonas del apetito grelina y leptina a menudo no están en sincronía en las personas que necesitan perder peso, él se rio entre dientes. "Eso me sucede a mí. La señal de 'estoy lleno' nunca llega a mi cabeza".

Él tenía toda la razón. Cuando los niveles de la hormona del apetito están hechos un desastre, las señales que dicen "estoy lleno" o "estoy satisfecho" normalmente no llegan a tiempo al cerebro, y eso se traduce directamente en más aumento de peso.

Braulio tenía razón para tener temor. Por fortuna, pasó a la acción y cambió las cosas antes de que fuera demasiado tarde.

CÓMO NOS SABOTEAN LAS HORMONAS

Por muchos años hemos sabido que hay dos hormonas del apetito que son clave: la leptina (disminuye nuestra sensación de hambre) y la grelina (aumenta nuestra sensación de hambre). Por lo general, cuando no hemos comido al menos durante tres o cuatro horas, los niveles de grelina son elevados y desatan un apetito voraz. La leptina es un poco más complicada, y hablaremos de ella. Estas hormonas se encienden o se apagan basándose generalmente en los alimentos que comemos.

Lo que se vuelve problemático y desalentador es que a medida que envejecemos, cuando nos volvemos obesos, o comemos alimentos que contienen ciertos aditivos alimentarios (como GMS), nuestro cuerpo no lee adecuadamente o interpreta correctamente nuestras propias hormonas del apetito.

Como resultado, lo que debería haber sido sencillo no lo es. Idealmente, cuando comemos una comida y nuestro cuerpo produce más leptina que dice: "Bien, estás lleno, deja de comer", nos detenemos. Ese es el proceso normal.

Además, como la leptina se produce en nuestro tejido adiposo, mientras más grasa tenemos más leptina deberíamos producir. Las personas obesas normalmente tienen más leptina, y en teoría sus niveles de leptina deberían gritar: "Estás lleno. ¡Deja de comer!". Y como están llenos, deberían dejar de comer, perder peso y quemar la grasa. Pero solamente porque así *debería* ser no significa que así *será*.

Lo que sucede realmente es que el cerebro y el cuerpo no se comunican debido a resistencia a la leptina. Esto es parte y parcela de la sensibilidad a los carbohidratos. Como resultado, el cuerpo no solo no lee la señal para sentirse lleno y no hay una disminución del apetito, sino que la persona puede realmente sentir más hambre aún, lo cual tan solo suma al problema. Eso era precisamente lo que Braulio reconoció; lo veía, pero no sabía qué hacer al respecto.

> **ES UN HECHO**
>
> La fructosa, que es el azúcar en la fruta y los jugos de fruta, ayuda a aumentar la resistencia a la leptina.[68]

No hay ninguna pastilla, inyección o suplemento mágico de leptina. Los investigadores han probado ese enfoque, y no funcionó. Para conseguir que la leptina actúe adecuadamente, en realidad no hay ningún atajo.

La grelina, por otro lado, es la hormona que nos dice que tenemos hambre. Se produce en el estómago y los intestinos, de modo que, si sentimos el estómago vacío, naturalmente sentimos hambre. El apetito aumenta, y ese es el efecto de la grelina.

Tenemos más grelina en el cuerpo cuando tenemos hambre y menos después de haber comido. A nivel práctico, si nos olvidamos de comer o nos saltamos una comida a propósito, quizá intentando perder peso, el cuerpo bombea más grelina, de ahí la sensación de: "Me muero de hambre".

Aunque mantener bajos los niveles de grelina supuestamente ayuda a manejar nuestro peso, la tarea es casi imposible si seguimos una dieta baja en grasa. Los niveles de grelina disminuyen durante tres o cuatro horas después de una comida y entonces comienzan a aumentar. Tener grasa suficiente en la dieta es útil porque demora el vacío gástrico y disminuye los niveles de grelina durante muchas horas más, lo cual modera el apetito de modo significativo.

Altos niveles de grelina (debido a una dieta baja en grasa) crean una espiral descendente que no se detiene. Los resultados son los que vemos a nuestro alrededor en la sociedad con la epidemia de obesidad, diabetes, presión arterial alta, enfermedades cardíacas, y muchas otras enfermedades.

Por el contrario, y lógicamente, mientras menos grasa corporal tenemos, mejor funciona la leptina para apagar el apetito, lo cual a su vez nos ayuda a manejar nuestro peso y metabolismo.

Es casi imposible perder peso cuando nuestras propias hormonas del apetito nos sabotean. Si estas hormonas no están en equilibrio, el consejo usual de "comer menos y hacer más ejercicio" probablemente dará como resultado más aumento de peso.

Algunas personas prueban dietas de pocas calorías, pero comer menos de mil calorías al día conducirá finalmente a elevados niveles de grelina y un hambre descontrolada. Cuando no consumimos las calorías adecuadas o la grasa dietética adecuada, aumentan los niveles de grelina y puede que sintamos más hambre, e incluso también enojo. Después de todo, hay pocas calorías y mucha grelina, de modo que solo tiene sentido sentir que morimos de hambre. Tristemente, esa es precisamente la razón por la cual subir de peso después de hacer una dieta es tan común.

Este efecto yoyó es algo que muchas personas llegan a despreciar.

Pero si hubiera una manera de hacer que las hormonas del apetito estuvieran equilibradas, un modo de lograr que las hormonas grelina y leptina funcionen como debieran hacerlo, ¿no sería eso un gran avance para cada persona que intenta perder peso, especialmente para quienes batallan contra la obesidad?

Sin duda alguna, ¡sería una buenísima noticia! Podría cambiar, y salvar, millones de vidas cada año. Probablemente revertiría los índices de diabetes, recortaría miles de millones en gastos, y mantendría lejos de los hospitales a incontables números de personas.

A estas alturas, usted ya sabe que hay un modo de llevar este equilibrio tan necesario a nuestras hormonas del apetito. Es la dieta de la Zona Keto. Y cuando llegamos a la Zona Keto, las hormonas del apetito, por lo general, están totalmente equilibradas. Somos nosotros los que tenemos el control.

Es hermoso que las hormonas del apetito no pueden sabotear sus planes para perder peso cuando es usted quien está en control.

EL EQUILIBRIO ES VITAL

El mayor equilibrio hormonal que necesitamos en nuestro cuerpo es el de la leptina y la grelina. Cuando estas dos hormonas están equilibradas, usualmente tenemos control del apetito.

Imaginemos perder peso y no sentir hambre. Muchas veces eso es precisamente lo que sucede en la dieta de la Zona Keto. El hambre normalmente está controlada porque los niveles de grelina y leptina finalmente están bajo control.

Técnicamente, nos sentiremos "llenos" y "satisfechos" en dos niveles diferentes al mismo tiempo. Los alimentos altos en grasa y moderados en proteína y las verduras harán eso por nosotros, pero también se produce una sensación interna de satisfacción. Las ketonas, que están en torno a 0,1 milimolares en la mañana (normal en la mayoría de las personas que no han comido nada desde la cena), aumentarán como resultado de lo que comemos en la dieta de la Zona Keto. Los niveles de ketonas de 0,5 milimolares moderarán el apetito.[69]

Esto significa que la comida y las ketonas trabajan a nuestro favor para controlar las hormonas del apetito, y eso hace que seamos nosotros quienes tenemos el control de nuestro apetito.

Es el punto ideal para la pérdida de peso. Como escribieron Jimmy Moore y el Dr. Eric Westman en *Keto Clarity*: "Cuando comenzamos a quemar grasa como combustible y a producir ketonas, es muy posible que nos sintamos completamente satisfechos y vigorizados con una o quizá dos comidas al día".[70]

A continuación, tenemos algunos beneficios más de encontrar el equilibrio en la Zona Keto:

- El aumento en la ingesta de omega-3 en la dieta de la Zona Keto mejora la leptina y ayuda a revertir la resistencia a la leptina. Esto disminuye el hambre.[71]

- Los niveles de grelina, por lo general, no aumentan cuando el cuerpo está en la Zona Keto porque la ketosis contiene los niveles de grelina que usualmente se producen con la pérdida de peso.[72]

- La Zona Keto es baja en carbohidratos, pero las grasas y las proteínas ayudan a equilibrar las hormonas del apetito, y generalmente tenemos una sensación de estar llenos o satisfechos sin sufrir antojos alimentarios. La mayoría de los carbohidratos como papas, arroz y pasta quizá pasan solamente treinta minutos en el estómago y puede que necesiten solo dos horas para ser digeridos y absorbidos totalmente. Las proteínas necesitan más tiempo que los carbohidratos para ser digeridas, pero las grasas son las que toman más tiempo para ser digeridas y absorbidas, ayudando a disminuir los niveles de grelina.

Un aspecto de equilibrar las hormonas del apetito que sorprende a muchas personas es la parte integral que desempeña el sueño en el proceso global. De hecho, el sueño es una parte vital para equilibrar las hormonas del apetito y la pérdida de peso.

Lo ideal es entre seis y ocho horas de sueño. La falta de sueño hace que el cuerpo produzca menos leptina y más grelina.[73]

La falta de sueño también interfiere en los niveles de glucosa y de insulina, y como sabe, controlar esos niveles es vital para perder peso y para el control del apetito.[74]

En la Zona Keto descubrirá que su cuerpo realmente puede que necesite dormir menos. Algunas personas operan increíblemente bien con cuatro a cinco horas, pero seis horas y media es una cantidad común de sueño que produce descanso, comodidad y salud. Si usted necesita ocho horas de sueño ahora, está bien.

Simplemente no se sorprenda si esa cifra disminuye con el tiempo en la Zona Keto.

Lograr que las hormonas grelina y leptina funcionen adecuadamente es una necesidad absoluta en cualquier programa de pérdida de peso, y usualmente sucederá a medida que continuemos en la Zona Keto. Mientras más tiempo se mantenga usted en la Zona Keto, más fácil se vuelve y más control tiene usted sobre sus hormonas del apetito.

> ## ES UN HECHO
>
> Duerma lo suficiente y entre en la Zona Keto: es así como equilibramos las hormonas del apetito.

Mantenerse en la Zona Keto o en ketosis nutricional significa que quemamos principalmente grasa para obtener energía. Esto a su vez evita los picos de insulina e importantes fluctuaciones en el azúcar en la sangre que también desencadenaría hambre.

ADITIVOS QUE EN REALIDAD RESTAN

Perder peso se trata del control del apetito. Si usted puede controlar su apetito, usualmente puede controlar su peso y su pérdida de peso.

Ese es uno de los puntos fuertes de la dieta de la Zona Keto porque por medio de ella es usted quien tiene el control de su apetito. Las hormonas del apetito grelina y leptina, en esencia, trabajan para usted y le ayudan a alcanzar sus metas de pérdida de peso.

Naturalmente, va a enfrentar resistencia. Los siguientes son tres de los principales aditivos alimentarios que son obstáculos para el control del apetito.

GMS

Un aditivo alimentario que hace que los alimentos sepan mejor, el GMS (glutamato monosódico) bloquea los mensajes hacia el cerebro que dicen que estamos satisfechos, lo cual sencillamente significa que seguimos comiendo y eso, a su vez, al final puede causar resistencia a la leptina. Concretamente, el GMS aumenta los niveles de insulina, y la ráfaga de insulina hace que el azúcar en la sangre caiga en picado y aumente la sensación de hambre. ¡Usted vuelve a tener hambre otra vez! El GMS puede triplicar la cantidad de insulina liberada por el páncreas. Las investigaciones han mostrado que el GMS puede aumentar el apetito de los ratones hasta un 40%.[75]

Como se podría esperar, el GMS está casi en todas partes, incluyendo la mayoría de los alimentos procesados, galletas saladas, papas fritas, aperitivos salados, sopas, comidas congeladas, fiambres, salsas, comidas asiáticas y comida rápida.

Detectar el GMS en la etiqueta no es tan fácil porque con frecuencia está oculto bajo otro nombre, como:

glutamato	proteína texturizada
caseinato de calcio	harina de avena hidrolizada
extracto de levadura autolizada	caseinato de sodio
proteína hidrolizada	glutamato monopotásico
proteína vegetal hidrolizada	ácido glutámico
proteína de planta hidrolizada	gelatina
extracto de levadura	ajinomoto[76]
extracto de proteína vegetal	

EDULCORANTES ARTIFICIALES

Junto con el GMS está otro aditivo que realmente desajusta las hormonas y los neurotransmisores. También se conoce con muchos nombres, pero en su esencia es un edulcorante artificial.

Los edulcorantes artificiales, como aspartame, sucralosa, sacarina, y acelsufamo potásico, con frecuencia se recomiendan para perder peso. Investigación reciente de la Universidad de Sídney ha descubierto que los edulcorantes artificiales pueden aumentar el consumo de calorías hasta en un 30%. En el estudio, moscas de la fruta fueron expuestas a una dieta alta en edulcorantes artificiales durante un periodo de tiempo prolongado (cinco días). Los investigadores descubrieron que los edulcorantes artificiales causaban mayor apetito, y se consumían un 30% más de calorías. Cuando les daban comida que estaba edulcorada artificialmente, "descubrimos que en el interior de los centros de recompensa del cerebro, la sensación de dulzor está integrada con el contenido en energía. Cuando los edulcorantes contrariamente a la energía están desequilibrados durante un periodo de tiempo, el cerebro vuelve a calibrar y aumenta el total de calorías consumidas", según el investigador principal, el profesor asociado Gregory Neely.

ES UN HECHO

Las bebidas dulces, jugos de frutas incluidos, elevan los números de leptina, lo cual solamente hace que sintamos más hambre.

Neely dijo también: "Cuando investigamos por qué los animales comían más, aunque tenían calorías suficientes, descubrimos que el consumo crónico de este edulcorante artificial en realidad aumenta la intensidad de dulzor del azúcar real nutritivo, y esto a su vez aumenta la motivación general del animal para comer más comida".[77]

Dicho con otras palabras, cuando consumimos el azúcar común, el cerebro libera dopamina, el neurotransmisor de placer-recompensa, y los niveles de azúcar aumentan en el flujo sanguíneo. Sin embargo, cuando consumimos edulcorantes artificiales también se libera dopamina, pero el azúcar en la sangre no aumenta. El cerebro entonces envía señales de sensación de hambre pidiendo más comida.

Los edulcorantes artificiales tienen tantos efectos secundarios negativos que nunca deberían considerarse como una opción de "cero" calorías.

Edulcorantes saludables para bebidas o para cocinar que nos seguirán manteniendo en la Zona Keto incluyen Stevia, eritritol, xilitol (hay que consumir poco xilitol, porque demasiado puede causar molestias gastrointestinales) y fruto del monje (*lo han guo*).

HFCS

Un nombre más común para el HFCS que suena "seguro" es sirope de maíz de alta fructosa. Es una creación química que transforma la glucosa en fructosa. Está formado desde ingredientes naturales, pero es muy artificial e incluso actúa como un conservante en los alimentos. Cuesta bastante poco fabricarlo, y por eso constituye casi la mitad de los edulcorantes que se consumen actualmente.[78]

Al igual que el GMS y los edulcorantes artificiales, el sirope de maíz de alta fructosa está casi en todas partes, incluyendo la mayoría de dulces, frutas y verduras en lata, refrescos, yogurt, mantequilla de cacahuate, kétchup, comidas congeladas, pasta, productos horneados, galletas, y muchos más. Lo más probable es que cada alimento procesado que esté en el refrigerador contenga sirope de maíz de alta fructosa.

No es sorprendente que desempeñe un papel directo en la epidemia de obesidad y diabetes. Cuando lo comemos:

- Aumentan los niveles de azúcar en la sangre
- Aumentan los niveles de insulina
- El hígado convierte la fructosa rápidamente y directamente en grasa

Con ese tipo de reacción, no debería ser ninguna sorpresa que el sirope de maíz de alta fructosa se relacione con grasa abdominal, demencia, gota, triglicéridos elevados, hígado adiposo, elevado colesterol y enfermedades del corazón.

Suponiendo que el HFCS está en casi todo lo que comemos, y que comemos cada tres o cuatro horas (comidas y aperitivos), sin mencionar las bebidas edulcoradas con HFCS que bebemos durante todo el día, entonces sería bastante seguro suponer que estamos teniendo picos de insulina, aumento de peso y almacenamiento de grasa durante todo el día. Sí, esa es la norma, y con ella llegan calambres de hambre una hora o dos después de comer o beber una bebida que contenga HFCS.

Para desajustar aún más las hormonas, el azúcar desencadena una liberación de dopamina en el cerebro. La dopamina es el neurotransmisor de la motivación y está a cargo del sistema de placer-recompensa. Permite que tengamos sentimientos de disfrute, dicha y euforia. Mejora el impulso, el enfoque y la concentración.

Con cada subida llega una bajada, y eso significa que normalmente necesitamos más azúcar para obtener la misma sensación que tuvimos antes. Los antojos de azúcar son naturales, "necesitamos" tener más y, por lo general, el cuerpo está diciendo: "¡ahora mismo!".

ES UN HECHO
Si no controlamos el apetito, no perderemos peso.

Muchas personas tienen bajos niveles de dopamina y con ello baja energía y motivación. El sirope de maíz de alta fructosa en incontables alimentos ofrece una ráfaga temporal de dopamina que les ayuda a vivir ese día.

Estos altibajos y la ingesta constante de dulces, lo cual, por lo general, va directamente hacia almacenamiento de grasa, son detenidos por la dieta de la Zona Keto. En cuanto a maneras más saludables de impulsar la dopamina, el chocolate negro bajo en azúcar (con más del 85% de cacao), el té verde o el curry ayudarán, pero la dieta de la Zona Keto es eficaz en equilibrar la necesidad de alimentos. Esa es la mayor montaña rusa que llega a su fin.

Estas tres: sirope de maíz de alta fructosa, GMS y edulcorantes artificiales, son aditivos que no añaden nada de valor al cuerpo. Sabotearán la pérdida de peso, crearán deseos de comer, causarán desequilibrios en las hormonas del apetito, provocarán picos de insulina, y nos programarán para la obesidad y para muchas otras enfermedades. Finalmente dejarán en bancarrota el cuerpo y no nos darán nada a cambio.

TENER EN MENTE LA META

Las hormonas del apetito puede que pataleen y griten, pero finalmente nos obedecerán y estarán en equilibrio. No tienen otra opción porque solamente tienen tanto poder como nosotros les demos, y el alimento es poder.

Esas sensaciones abrumadoras de hambre intensa, que son una señal de que los niveles de grelina están elevados y que es usted resistente a la leptina, no tendrán otra opción sino apaciguarse y alejarse. Comer alimentos saludables que sean altos en grasa y moderados en proteína con muchas verduras eliminará problemas de hambre y, por lo general, equilibrará las hormonas del apetito y revertirá la resistencia a la leptina.

La meta es perder peso, y con la dieta de la Zona Keto puede situar en su lugar adecuado las hormonas del apetito. Las hormonas del apetito, después de todo, están aquí para servirnos. Eso es lo que sucede generalmente como resultado de unos pocos días y semanas siguiendo la dieta de la Zona Keto.

$$\frac{\text{hormonas}}{\text{controladas}} = \frac{\text{apetito}}{\text{controlado}} = \frac{\text{¡pérdida}}{\text{de peso!}}$$

Si las hormonas del apetito no son controladas y equilibradas, el resultado final es subida de peso, y con ello muchas de las enfermedades prevenibles que inundan al mundo en la actualidad.

Sí, perder peso es una meta por la que vale la pena luchar, pero ¿es esa *la* meta? ¿Es la mayor meta que usted persigue?

¿Quizá quiere poder volver a ponerse ese vestido caro? ¿O meterse en esos tejanos? ¿O dejar de cubrir su cuerpo? ¿O correr esa carrera de 5K con sus hijos? ¿O escalar esa montaña? ¿O comprar esa motocicleta? ¿O ir a ese crucero? ¿O recuperar su salud?

Existen incontables razones para perder peso, pero las mayores metas, las que tocan las cuerdas de su ser interior, como poder jugar con sus hijos y nietos o bailar con su hijo con su hija en su boda, le motivarán a pasar a la acción independientemente de lo que cualquier otra persona pudiera decir, pensar o hacer.

Tenga en mente esa verdadera meta cuando se sumerge en la dieta de la Zona Keto.

ES UN HECHO

Las verduras de hoja verde y las ensaladas verdes también ayudan a moderar el hambre porque, por lo general, son altas en agua y fibra y bajas en carbohidratos. Si se comen en cantidades suficientes con las comidas, añadirán volumen al plato, llenarán el estómago y nos ayudarán a sentirnos llenos y satisfechos.

TERCERA PARTE

Cómo hacer que la dieta de la Zona Keto trabaje a nuestro favor

Sencillos pasos para implementar la dieta de la Zona Keto y exactamente lo que se necesita para hacerle llegar a la zona de quemar grasa, y también guías de compra prácticas, instrucciones paso a paso, y planes de menú.

Ha recorrido un largo camino. Al haber leído los diez primeros capítulos, usted sabe más sobre cómo funciona el cuerpo que la mayoría de las personas. También sabe exactamente por qué llegar a la Zona Keto es tan eficaz para perder peso. Es ahí donde nos dirigimos, y llegar hasta ese punto es simplemente cuestión de seguir los pasos.

CAPÍTULO 11
PONGA EN ACCIÓN SU PLAN

A ANTONIO LE ENCANTABAN SUS CERVEZAS. Se bebía cerca de una decena cada día, de modo que no fue ninguna sorpresa que desarrollara una barriga cervecera.

Lo que le sorprendió, sin embargo, fue recibir un diagnóstico de diabetes. Su médico le dijo: "Está de camino hacia la diálisis, hacia un ataque al corazón, a quedarse ciego o una amputación si no recorta el consumo de cerveza".

Antonio ya estaba teniendo problemas de circulación en las piernas, y cuando su médico le dijo que si no se trataba la diabetes finalmente podría conducir a la amputación de los pies, Antonio exclamó: "Hasta aquí, dejo el alcohol. Nada de eso vale la pena". Pasó a la acción inmediatamente, dejó de beber cerveza, y cuatro meses después había perdido 40 libras (18 kilos). Sus niveles de azúcar incluso regresaron a la normalidad.

Ya no había preocupación por una futura amputación. Imaginarse a sí mismo en una silla de ruedas sin pies hizo que Antonio pasara a la acción. Incluso fue un ávido seguidor de los deportes que jugaba a baloncesto, béisbol y softball, siempre acudía a juegos deportivos, ¡y no había nada por lo que valiera la pena renunciar a eso! Antonio tuvo su momento de revelación, y despertó antes de que fuera demasiado tarde. Cualquier tipo de alcohol puede sabotear la pérdida de peso, y evitará que entremos en la Zona Keto.

BOSQUEJO DEL PLAN

Usted ya sabe cómo y por qué la dieta de la Zona Keto es la manera más saludable, más rápida y más fácil de perder peso. Ahora llega el momento de poner en acción ese conocimiento.

El mejor lugar para comenzar es el cuadro general de lo que se necesita para implementar la dieta de la Zona Keto. Se parece a lo siguiente:

1. Saber hacia dónde se dirige.
2. Ir a comprar los ingredientes correctos.
3. Entrar en la Zona Keto.
4. Mantenerse en la Zona Keto con los planes de menú adecuados.
5. Descubrir su número LCC para mantener su peso ideal.

En realidad, no es nada complicado.

SABER HACIA DÓNDE SE DIRIGE

Los alimentos que usted come son su respuesta para la pérdida de peso y la buena salud, y es ahí donde comienza la dieta de la Zona Keto. Como repaso, los alimentos que componen la dieta de la Zona Keto se dividen en este formato:

GRASAS: el 70% de la ingesta calórica diaria de grasas saludables, incluyendo aceite de pescado, grasas monoinsaturadas saludables, grasas saturadas saludables, y un mínimo de grasas poliinsaturadas saludables.

PROTEÍNAS: aproximadamente el 15% de la ingesta calórica diaria de proteínas saludables, como huevos de campo, pescado salvaje, carnes alimentadas con pasto, frutos secos y algunos lácteos.

CARBOHIDRATOS: aproximadamente el 15% de la ingesta calórica diaria de ensaladas de hoja verde, verduras sin fécula, hierbas y especias.

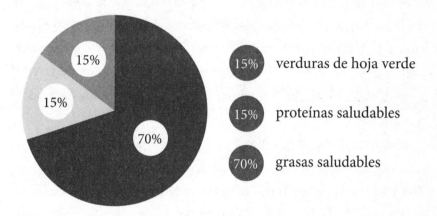

Cuando está consumiendo esta proporción de alimentos, su cuerpo no puede evitar pasar a modo de quemar grasa. Es el "punto ideal", la Zona Keto, donde tiene usted mucha energía, las hormonas del apetito están equilibradas, y la grasa se está fundiendo a un ritmo aproximado de 1 a 3 libras (0,5 a 1,30 kilos) por semana. Es ahí donde usted se dirige (ver el capítulo 12).

IR A COMPRAR LOS INGREDIENTES CORRECTOS

Por fortuna, no necesita contar calorías, pero sí necesita reabastecer sus estanterías. Invada su despensa, refrigerador y congelador, y elimine los alimentos poco sanos y tentadores que le harán salir de la Zona Keto.

Para facilitar las cosas, a continuación, tenemos una lista concreta de proteínas, grasas y carbohidratos vegetales que puede usted obtener para reabastecer sus estanterías (ver el capítulo 13). Hay muchos alimentos estupendos entre los cuales escoger, de modo que puede reabastecerse como considere adecuado. Solamente asegúrese de que le mantienen en la Zona Keto (ver el capítulo 13).

ENTRAR EN LA ZONA KETO

Cuando está en la Zona Keto, normalmente está quemando grasa sin tener hambre ni antojos, las hormonas del apetito, por lo general, están equilibradas, y regularmente se encuentra con grandes cantidades de energía. Con frecuencia es agudo, participativo y está lleno de vida, todo ello sin mayor apetito, antojos, subida de peso, o contando calorías.

Además de las 4 a 5 libras (1,8 a 2,2 kilos) que normalmente se adelgazan la primera semana, puede quemar hasta 1 a 2 libras (0,5 a 1 kilo) de grasa por semana después de eso. Añada ejercicio enérgico y el café de la Zona Keto para el desayuno, y normalmente puede esperar perder 3 libras (1,5 kilos) por semana. ¡Algunas personas pierden 1 libra (0,5 kilos) de grasa por día! Esta es una noticia estupenda para personas que están acostumbradas exactamente a lo contrario cuando esperan perder peso.

El proceso de transición de quemar azúcar a quemar grasa es, por lo general, suave, pero si se queda atrapado en el medio, pueden desarrollarse síntomas parecidos a los de la gripe. Afortunadamente, hay maneras de evitarlo por completo o pasarlos rápidamente (ver el capítulo 14).

MANTENERSE EN LA ZONA KETO CON LOS PLANES DE MENÚ ADECUADOS

Mantenerse en la Zona Keto es increíblemente fácil. Es tan sencillo que ni siquiera necesitará medir los carbohidratos. Siga los planes de menú, y estará justamente donde quiere estar: en el medio de la Zona Keto de quemar grasa (ver el capítulo 15).

DESCUBRIR SU NÚMERO LCC PARA MANTENER SU PESO IDEAL

El número LCC (límite de carbohidratos ketogénicos) es la línea en la arena que define la eficacia de todos los esfuerzos para perder peso. Al saber cuál es su número LCC, sabrá exactamente cuántos carbohidratos puede comer para seguir perdiendo peso y cuántos carbohidratos puede comer para mantener su peso o comenzar a engordar otra vez.

Cuando conoce su número LCC las cosas se revierten. Es usted quien está a cargo; usted tiene el poder. Ya no hay una fuerza invisible que interrumpe sus planes para perder peso. Todo eso es pasado.

Después de haber estado en la Zona Keto de cuatro a ocho semanas y haber perdido una cantidad de peso significativa, puede que esté listo para descubrir su número LCC. El proceso es sencillo y fácil.

Con su número LCC en la mano, la vida adopta un significado totalmente nuevo. La pérdida de peso ya no da miedo ni intimida. Desde ese momento en adelante, todo es mejor (ver el capítulo 16).

TENGA A MANO SU "PORQUÉ"

Siempre es sabio y saludable tener a mano cuál es su razón para seguir la dieta de la Zona Keto. Algunos pacientes me han dicho: "Voy a hacer la dieta de la Zona Keto, perder peso, y después la seguiré después para desintoxicar o para volver a perder peso si lo necesito".

Eso es estupendo. Utilizar la Zona Keto como programa de desintoxicación, programa para perder peso, o ambas cosas tiene todo el sentido.

Algunos quieren concretamente mejorar o revertir la diabetes tipo 2, y otros quieren aliviar una enfermedad neurológica.

A nivel de salud general, a algunas personas les agrada descubrir que seguir una dieta cetogénica significa que son mucho menos susceptibles a virus y a infecciones bacterianas.[79]

Para mí, recuerdo a mi padre y estoy agradecido porque las dietas cetogénicas tienen un gran potencial para prevenir y algunas veces revertir el Alzheimer.[80]

Para usted, su "porqué" motivador quizá sea concretamente perder peso, está relacionado con la salud, o incluso se enfoca en el futuro. Cualquier cosa que le mueva a la acción, manténgalo fresco y delante de usted al sumergirse en la asombrosa dieta de la Zona Keto.

"Perdí 75 libras (34 kilos).
Realmente es más fácil hacerlo cuando
crees, y sabes que puedes hacerlo".
—*Angela*

CAPÍTULO 12

SABER HACIA DÓNDE SE DIRIGE

QUEDABAN OCHO SEMANAS PARA LA BODA, y Susana estaba decidida a meterse en ese vestido. No llegaba a ser un momento de ponerse el zapato de cristal (cuando las hermanastras de Cenicienta hicieron grandes esfuerzos por meter el pie en el zapato de cristal), pero lo parecía.

Aunque ser dama de honor no era tan estresante como ser la novia, aun así, Susana estaría en el centro y en primer plano, y las fotografías de la boda perdurarían toda la vida.

Durante esas ocho semanas, el plan era sencillo: pasar hambre. Eso fue lo que hizo Susana. Dolores de cabeza, cambios de humor y antojos eran la norma cada día, pero ella persistió. Aunque llegara el infierno, o inundaciones, "o la muerte", bromea ahora su esposo, Susana iba a meterse en ese vestido.

Al final, se sentía enferma y cansada, demacrada y deprimida, pero pudo introducirse en el vestido. Aunque no le agradaba al cien por ciento cómo se veía ella en las fotos, se sentía satisfecha por haberse metido en su vestido. ¡Misión conseguida!

Las semanas siguientes a la boda se pasaron rápidamente. Se sentía mejor porque volvía a comer, pero se preguntaba qué le sucedería a su peso. Unos meses después, como ella casi esperaba, había sobrepasado su peso anterior a la boda.

"Vivir pasando hambre no es modo de vivir", dijo mientras estaba sentada en mi consulta. "Seguro que hay una manera de perder peso que no me mate en el proceso".

Yo le aseguré que la había. Como usted sabe, se llama la dieta de la Zona Keto.

EXPECTATIVAS AL PRINCIPIO

Cuando usted comienza la dieta de la Zona Keto, puede esperar perder unas 4 libras (2 kilos) la primera semana cuando su cuerpo se libra del agua y el azúcar acumulados, y después normalmente de 1 a 2 libras (0,5 a 1 kilo) de grasa cada semana después de eso.

Si añadimos de quince a treinta minutos de ejercicio al día (cinco días por semana), normalmente puede aumentar el ritmo de quemar grasa hasta 2 a 3 libras (1 a 1,5 kilos) de pérdida de grasa por semana. He visto incluso a personas hacer mucho más ejercicio mientras siguen la dieta de la Zona Keto y perder una libra (0,5 kilos) de grasa al día. Aunque normalmente no lo recomiendo, me resulta alentador saber que es posible. Pero para la mayoría de las personas, una pérdida de grasa lenta y firme de 1 a 3 libras de grasa por semana es mi recomendación.

En cuanto a las expectativas, aquí tenemos varias que podemos esperar:

- *Antojos*: Normalmente puede esperar no tener antojos de alimentos porque sus niveles de insulina han quedado tan reducidos que ya no tendrá picos de insulina o los antojos de alimentos que conllevan.

- *Control del apetito*. Normalmente, puede esperar un pleno control del apetito porque estar en la Zona Keto mitiga el apetito.
- *Grasa abdominal*. Por lo general, puede esperar quemar principalmente grasa abdominal.
- *Claridad mental*. Normalmente, puede esperar estar enfocado, alerta y con la mente clara.
- *Energía mejorada*. Normalmente, puede esperar estar lleno de energía. En la Zona Keto su cuerpo conecta con una fuente de energía (quemar grasas como combustible) que sobrepasa con mucha diferencia la fuente de energía anterior de su cuerpo (quemar azúcares como combustible). Es una provisión de energía casi ilimitada, de modo que esté listo para tener más energía que nunca.
- *Mejores cifras generales*. Puede esperar, normalmente, ver aumentar su colesterol HDL bueno, disminuir el colesterol LDL malo (concretamente el LDL de patrón B), disminuir los triglicéridos, y disminuir la presión arterial y el nivel de azúcar en la sangre. También, indicadores de inflamación, incluida la PCR (proteína C-reactiva) generalmente disminuyen. ¿Y los números en la báscula? También disminuyen. (Sugiero pesarse una vez por semana y no diariamente. Para las mujeres, es común engordar de una a dos libras durante el periodo, pero generalmente se debe a la fluctuación de hormonas y la retención de líquidos, lo cual significa que es temporal).

Otras expectativas mientras estamos en la Zona Keto normalmente incluyen sentimientos de felicidad, jovialidad, control del apetito durante cinco a ocho horas entre comidas, menos ansiedad, impulso sexual mejorado, recuperación más rápida de entrenamientos físicos duros, y mucho más, todo lo cual son buenas señales de que estamos en la Zona Keto.

Si es usted como la mayoría de las personas, estará pensando: *Es bueno saberlo, pero ¿cuán rápidamente puedo entrar en la Zona Keto?*

La respuesta breve: depende de su cuerpo.

Normalmente se necesitan de dos a cinco días para entrar en la Zona Keto y comenzar a producir cantidades pequeñas de ketonas (0,5-5 milimolares en las tiras de análisis de orina) que muestran que el cuerpo está en modo de quemar grasa. Puede que a su cuerpo le tome más tiempo, hasta una a dos semanas. Algunos de mis pacientes que son muy sensibles a los carbohidratos y resistentes a la insulina, o que tienen prediabetes, diabetes tipo 2, o que tienen mucho sobrepeso, han necesitado casi tres semanas para entrar en la Zona Keto. En raras ocasiones, algunas personas necesitan disminuir su ingesta de carbohidratos a solamente 10 gramos de carbohidratos al día para entrar en la Zona Keto.

Para la mayoría de las personas, sin embargo, la Zona Keto se convierte en realidad en torno al día dos al cinco, pero sepa que su cuerpo finalmente le obedecerá. Siga consumiendo los alimentos que le hacen entrar en la Zona Keto, y finalmente se encontrará justo en el centro de la Zona Keto. Sucederá. Créame. Es inevitable.

Comúnmente, las personas notarán que sus niveles de ketona aumentan un poco en torno a los días dos o tres, y en el día cinco normalmente están en la Zona Keto. Llegará usted allí, lo prometo. Y aunque es una sensación estupenda haber alcanzado la Zona Keto, es mucho más satisfactorio y divertido cuando vemos que la grasa se funde.

En cuanto a salir de la Zona Keto, eso solamente puede suceder si no come suficientes grasas, si come demasiadas proteínas o demasiados carbohidratos. Simplemente revise sus niveles de ketona y ajuste los alimentos en consecuencia, pero si se ciñe a la dieta se mantendrá en la Zona Keto. En el peor de los casos, si resulta que sale de la Zona Keto por una razón u otra, ya sea por accidente o a propósito, no se reprenda a usted mismo o se sienta mal al respecto. Por lo general, estará solamente a dos o tres comidas de la Zona Keto (doce horas) de volver a entrar en la Zona Keto. Recuerde que después de ayunar durante unas doce horas en la noche, normalmente estará usted en una ketosis moderada.

> **ES UN HECHO**
>
> Puede mantenerse en la zona de quemar grasa tanto tiempo como quiera.

La buena noticia es que puede mantenerse en la Zona Keto y seguir quemando grasa por tanto tiempo como quiera.

CÓMO ES LA COMIDA

La dieta de la Zona Keto en su núcleo es baja en carbohidratos, alta en grasas, y moderada en proteínas. Eso se traduce en una proporción del 70% de grasas, el 15% de proteínas, y el 15% de carbohidratos vegetales. Ahora vamos a desgranar el plan y a mostrarle cómo se ve eso en la vida real.

La dieta de la Zona Keto comienza con la ingesta muy baja de carbohidratos de 20 gramos al día. Tras cuatro a ocho semanas, puede usted elevar ligeramente esa cantidad de carbohidratos hasta encontrar su número LCC (límite de carbohidratos ketogénicos), el punto en el que sabe exactamente lo que necesita su cuerpo para mantenerse sano y no subir de peso.

Desde luego que puede seguir con 20 gramos de carbohidratos al día por tanto tiempo como quiera seguir quemando grasa al ritmo regular de 1 a 3 libras (0,5 a 1,5 kilos) por semana. Tras haber alcanzado su peso ideal, entonces puede aumentar los carbohidratos hasta descubrir su número LCC. Desde ahí, puede seguir adelante equilibrado y sano, sin volver a recuperar nada del peso que perdió.

Probablemente piense: ¿Cómo se ve eso en el mundo real?

Comenzar a hacer la dieta de la Zona Keto se parece a lo siguiente:

COMIDAS

Las tres comidas principales en la dieta de la Zona Keto variarán, desde luego, pero con frecuencia adoptan la siguiente forma:

Desayunos: 2-3 huevos con 2 cucharadas de mantequilla ecológica (o aún mejor, 1 cucharada de mantequilla ecológica y 1 cucharada de aceite de oliva) y rebanadas de aguacate, o café con 1 cucharada de aceite TCM en polvo y 1 cucharada de aceite de aguacate.

Almuerzos: Ensalada grande, con aliño hecho de tres partes de aceite de oliva virgen extra y una parte de vinagre de manzana (añadir jugo de cebolla, ajo, o mezclar aguacate y otras hierbas y especias si se desea), y una ración de proteína, como ensalada de atún con huevos, apio y cebolla, o ensalada de pollo con aceite de oliva o aceite de aguacate.

Cenas: Verduras al vapor con 2 cucharadas de mantequilla o aceite de oliva (o 1 cucharada de cada uno) con una ración de proteína, como un filete, camarones, o salmón salvaje. Nota: use más aceite de oliva y menos mantequilla si le preocupa el colesterol alto (ver el apéndice D).

Cada comida incluye:

1. Grasas necesarias (unas 2-3 cucharadas de grasas buenas por comida para las mujeres, unas 3-4 cucharadas por comida para los hombres).
2. Proteínas necesarias (2-4 onzas o 56-113 gramos de proteínas por comida para las mujeres, de 3-6 onzas o 85-170 gramos de proteínas por comida para los hombres).
3. Carbohidratos vegetales necesarios (unas 2-6 tazas de ensalada y 1-2 tazas de verduras cocinadas por día).

APERITIVOS

Aperitivos como un puñado de frutos secos, apio con 1-2 cucharadas de queso crema o mantequilla de almendras, o una rebanada de queso son todos ellos buenas opciones para la media mañana o la media tarde. Los aperitivos generalmente no son necesarios cuando estamos en la Zona Keto y pueden ralentizar la pérdida de peso.

Querrá comer aperitivos que incluyen grasas buenas y proteínas buenas. Tenga cuidado, sin embargo, porque algunos frutos secos (especialmente los cacahuates, que no son un fruto seco sino una legumbre, y los anacardos) tienen más carbohidratos que otros, y demasiados carbohidratos le harán salir de la Zona Keto, independientemente de cuál sea la procedencia de los carbohidratos.

BEBIDAS

Querrá beber unas 8 onzas (24 cl) de agua varias veces cada día, ya sea antes o después de las comidas preferiblemente. Esta no es una dieta de "ahogarme para no tener hambre". Las grasas y las proteínas son las que retienen el hambre. Beba el agua tal como la necesite. Yo recomiendo agua alcalina, agua de manantial o agua filtrada.

Otras bebidas incluyen café, té y algunas leches de frutos secos seleccionadas. Tenga cuidado con los edulcorantes para bebidas. Es aquí donde muchas personas salen de la Zona Keto por accidente.

> ### ES UN HECHO
>
> Las grasas ayudan al cuerpo a producir más ketonas, y eso quema grasa corporal aún con más rapidez.

Utilice Stevia o fruto del monje (*lo han guo*) en polvo o en forma líquida para endulzar cafés y tés. También es correcto utilizar alcoholes como el eritritol y el xilitol como edulcorantes, pero la Stevia es el más barato y más fácil de encontrar. Manténgase lejos del azúcar, néctar de agave, siropes líquidos, miel, y todos los edulcorantes artificiales.

SUPLEMENTOS

Por último, su ingesta de alimentos en la dieta de la Zona Keto necesitará incluir un multivitamínico y algunos suplementos de vitaminas. Al menos la mitad de la población estadounidense tiene una ingesta inadecuada de magnesio (según el sondeo NHANES, 2005-2006), y la mayoría de las personas tienen baja la vitamina D, de modo que un buen multivitamínico y un suplemento de vitamina D normalmente proporcionará al cuerpo las vitaminas y minerales que necesita. (Si tiene más de cincuenta años o ha pasado la menopausia, elija un multivitamínico sin hierro).

Aproximadamente el 90% de la población estadounidense tiene niveles inadecuados de omega-3 en la sangre, pero tomar cápsulas de aceite de pescado o de aceite de kril se ocupa de eso (ver el apéndice A para más información).

Algunas personas puede que también necesiten un suplemento de enzimas con lipasa extra, especialmente si desarrollan heces sueltas o diarrea al seguir la dieta de la Zona Keto. La lipasa es la enzima que digiere las grasas. Muchas personas de más de cincuenta y cinco años no pueden producir cantidades adecuadas de enzimas pancreáticas, de modo que un suplemento de enzimas resulta útil.

Y, por lo general, eso es todo. Sí, hay más detalles en los capítulos que siguen, pero esta breve clasificación de alimentos y bebidas es un marco sencillo de lo que podemos esperar en la dieta de la Zona Keto.

En cuanto al límite de 20 gramos de carbohidratos por día, normalmente no cruzará esa línea si se queda con alimentos y bebidas como las bosquejadas anteriormente. Eso significa que estará en la Zona Keto, quemando grasa todo el día y toda la noche.

¡Y eso es algo maravilloso!

LISTOS PARA LANZARNOS A LA ZONA KETO

A lo largo de los años al trabajar con pacientes que están listos para lanzarse a la Zona Keto para perder peso o combatir una enfermedad, surgen naturalmente muchas preguntas. Cada pregunta es buena, pero aquí hay muchas de las que yo he recibido. Espero que serán las preguntas que usted quería plantear.

¿Por qué comenzar con el límite extremo de 20 gramos de carbohidratos?

Los 20 gramos de carbohidratos por día es un límite que normalmente será lo bastante bajo para comenzar la ketosis nutricional saludable en la que el cuerpo quema grasa como combustible en lugar de quemar azúcares. La mayoría de las personas están en torno a 50 y 75 gramos como su número LCC ideal (límite de carbohidratos ketogénicos), lo cual significa que 20 gramos es lo bastante bajo para comenzar el trabajo de los motores para quemar grasa. Si comenzáramos con 50 gramos de carbohidratos y su LCC es de 50 gramos de carbohidratos, ni subiría de peso ni perdería peso.

Este es precisamente el punto al que querrá llegar al final, pero solamente después de haber alcanzado su peso ideal.

¿Cuánto tiempo puedo permanecer en la Zona Keto?
Puede permanecer todo el tiempo que quiera. Cuando alcance su peso ideal, aumente la ingesta de carbohidratos poco a poco hasta que vea que está entrando y saliendo de la ketosis. Ese es su número LCC. Mantenerse en su número LCC normalmente significa que no hay más aumento de peso.

¿Cómo puedo sacarle el máximo jugo a esto?
Si quiere perder toda la grasa posible, puede disminuir la ingesta de proteína hasta el 5% o 10% del total de calorías, aumentar las grasas hasta el 80%, y disminuir los carbohidratos hasta el 10% con verduras de hoja verde saludables. Añada de veinte a treinta minutos de entrenamiento de intervalos de alta intensidad (bicicleta, cinta andadora, elíptica, o levantar pesas) de tres a cinco veces por semana, y puede que esté quemando una libra (0,5 kilos) de grasa cada día, especialmente si bebe café de la Zona Keto en lugar de desayunar. (Si tiene más de cuarenta y cinco años de edad, sería sabio hacerse un análisis de estrés antes de comenzar un entrenamiento de alta intensidad). Si no ha realizado un programa de ejercicio regularmente, no comience con el entrenamiento de intervalos de alta intensidad.

Si quiere perder una libra al día, sáltese el desayuno y beba una o dos tazas de café de la Zona Keto, que es café orgánico y de una única fuente (lo más probable es que esté libre de hongos) con 1 cucharada de aceite TCM en polvo o aceite TCM y 1 cucharada de aceite de aguacate o mantequilla ecológica. (Puede añadir Stevia o ½ cucharada de cacao negro al gusto). Le pondrá en la Zona

Keto, y normalmente no tendrá usted hambre durante tres a cinco horas, o incluso más. Después haga un almuerzo y cena de la Zona Keto, y habrá prendido su metabolismo. Yo prefiero aceite TCM en polvo en lugar de aceite TCM, porque demasiado aceite TCM puede causar diarrea, mientras que el aceite TCM en polvo no lo hará. Ambas formas de aceite TCM le situarán en la Zona Keto para quemar grasa. (Ver el apéndice A para más información).

¿Y si me salgo de la Zona Keto?
Sencillamente vuelva a entrar. Por lo general, está solamente a un día o menos de distancia (unas doce horas) de regresar a la zona de quemar grasa.

¿Y si no dejo de entrar y salir de la Zona Keto?
Parecería entonces que es necesario ajustar ligeramente las cosas. Imagino que estará consumiendo demasiados carbohidratos, pero también puede que sea demasiadas proteínas o grasas insuficientes. Primero, revise los carbohidratos y después las proteínas. No haría daño aumentar un poco la ingesta de grasas y asegurarse de que haya una mezcla al 50/50 de grasas saturadas y monoinsaturadas.

¿Cómo compruebo mis niveles de ketona?
Cuando está en la Zona Keto, las ketonas normalmente marcarán 0,5 hasta 3 milimolares, pero sin embargo de 0,5 hasta 5 milimolares también es bueno. Durante el primer mes, utilice tiras de análisis de orina para medir sus niveles de ketona (acetoacetato), pero después de eso, un analizador de aliento de ketona (para medir la acetona) o un monitor de ketona en la sangre (para medir el betahidroxibutirato) bastará. Ambos pueden encontrarse en el internet, pero yo prefiero el analizador de aliento de ketona, como el fabricado por Ketonix.

¿Cómo sé si estoy en la Zona Keto?

Si está quemando grasa, no tiene hambre o antojos, su peso está bajando, o ve ketonas en su orina (o en el analizador de aliento o el monitor de ketona en la sangre), está en la Zona Keto.

¿Necesito contar las calorías que como?

No, no debería tener que contar calorías. Sencillamente siga las opciones de alimentos recomendados, y normalmente estará bien. Hay veces en que necesitará contar carbohidratos para asegurarse de estar por debajo del umbral de los 20 gramos por día, pero incluso eso no será necesario si se mantiene cerca de los alimentos recomendados y los tamaños de raciones.

¿Y si tengo hambre durante el día?

Si tiene hambre durante el día, por lo general, significa que no está obteniendo suficientes grasas. Aumente las grasas con mantequilla ecológica, aceites, frutos secos o queso. (Si tiene hambre porque se salió de la Zona Keto, podría ser el resultado de demasiados carbohidratos o demasiadas proteínas). ¡Atento a los carbohidratos!

¿Puedo seguir consumiendo lácteos?

Si quiere consumir lácteos, adelante (a mi esposa le gusta la crema de jalapeños y queso con palitos de apio), pero es mejor alternar días o consumir pequeñas cantidades, unas 4 onzas (113 gramos) al día. Utilice en su café crema entera (mejor) o semidesnatada, que tienen

> ## ES UN HECHO
>
> Un estudio de 42 países europeos a lo largo de un periodo de 16 años descubrió que comer cereales, trigo y papas aumentaba el riesgo de enfermedades del corazón. Los lácteos no eran la causa.[81]

ambas un gramo de carbohidratos por cada 2 cucharadas, en lugar de leche. En general, es difícil mantenerse en la Zona Keto y por debajo de 20 gramos de carbohidratos si consume lácteos en exceso. Además, muchos de mis pacientes son sensibles o alérgicos a los lácteos, de modo que normalmente funciona mejor no comer lácteos cada día sino alternarlos cada dos o cuatro días. Siempre que yo como queso o mantequilla, normalmente lo balanceo con iguales cantidades de aceite de oliva o aceite de aguacate, que mantienen alto mi HDL y bajo mi LDL. (Ver el apéndice D para más información).

¿Puedo seguir comiendo chocolate?
¡Claro que sí! De hecho, lo recomiendo. El chocolate negro (85% de cacao) bajo en azúcar o el chocolate negro con Stevia en lugar de azúcar un par de veces al día aumenta los niveles de dopamina, lo cual produce sentimientos de felicidad, ayuda a eliminar los antojos, y mejora el flujo sanguíneo hacia el cerebro. Disfrute de un par de onzas de chocolate una o dos veces al día. El chocolate negro contiene principalmente la grasa saturada estearato, que eleva el colesterol HDL bueno y no tiene efecto alguno sobre el colesterol LDL malo. Yo generalmente disfruto de dos pequeñas onzas de chocolate negro cada noche como postre.

¿De cuánta proteína estamos hablando?
La ingesta de proteína debería estar en torno a 1 gramo por kilogramo (2,2 libras) de peso corporal:

- 250 libras – 113 gramos, o unos 38 gramos por comida
- 180 libras – 80 gramos, o unos 27 gramos por comida
- 150 libras – 70 gramos, o unos 23 gramos por comida

En el plato, eso supone aproximadamente de 3 a 4 onzas (85 a 113 gramos) de proteína dos o tres veces al día para las mujeres y de 3 a 6 onzas (85 a 170 gramos) de proteína dos o tres veces al día para los hombres. Una onza de proteína (huevo, pescado, pollo o filete) tiene normalmente 7 gramos de proteína. Esta cantidad ayudará a evitar que sintamos hambre, y normalmente nos mantendrá en la Zona Keto. Demasiada proteína, y el cuerpo comenzará a convertir el exceso de proteína en glucosa, y estaremos fuera de la Zona Keto.

¿Puedo comer pan?

Aparte de algunos panes especiales, como el pan de semillas, que presume de tener un gramo de carbohidratos por rebanada, es mejor evitar todo tipo de panes. Por ahora, elimine los granos, panes, pasta, féculas, papas, maíz, arroz, avena y cereales. Una sola taza de pasta, por ejemplo, tiene 44 gramos de carbohidratos, más que suficiente para sacarle de la Zona Keto durante todo el día. Y una sola rebanada de pan de trigo integral normalmente tiene 20 gramos de carbohidratos, su límite para el día.

¿Cómo puedo disminuir mis niveles de estrés?

Las personas estresadas tienen más cortisol, el cual puede desencadenar adrenalina, que a su vez puede causar niveles elevados de azúcar en la sangre. Eso también puede sacarle de la Zona Keto. Si está estresado, haga cosas que sean divertidas, ría, reciba consejería, tome un respiro o haga ejercicio. Para más información sobre cómo lidiar con el estrés, consulte mi libro *La nueva cura bíblica para el estrés*.

¿Tengo que hacer tres comidas al día?

Algunas personas querrán hacer solamente dos comidas al día, y otras puede que incluso hagan una sola comida al día, junto con su café de la Zona Keto (que incluye aceite TCM en polvo, aceite de aguacate y mantequilla ecológica), pero usted decide. Mientras esté obteniendo las grasas, proteínas y carbohidratos vegetales que necesita y se mantenga en la Zona Keto, puede decidir cuántas veces comer. Normalmente, mientras más aperitivos coma, menos peso perderá. El aceite TCM puede causar diarrea, mientras que el aceite TCM en polvo raras veces la causa.

> ### ES UN HECHO
> El mejor día de la semana para comenzar la dieta de la Zona Keto: el sábado en la mañana.

¿Cuánto ejercicio se requiere?

El ejercicio le ayuda a mantenerse en la Zona Keto, y también acelera su pérdida de peso, aumenta la energía, quema grasa, aumenta el músculo y acelera el ritmo metabólico, lo cual significa más grasa quemada cuando está descansando. Técnicamente, es necesario un déficit de 3500 calorías para perder una libra (medio kilo) de grasa, de modo que, si quema un extra de 500 calorías al día con ejercicio, en una semana eso supone una libra extra de pérdida de grasa. Un paseo vigoroso de veinte a treinta minutos al día, cinco veces por semana, normalmente es suficiente para lograrlo. Al estar en la Zona Keto perderá de una a dos libras por semana. Añadir ejercicio normalmente lo aumenta hasta dos a tres libras de pérdida de grasa por semana.

¿Hay una manera especial de cocinar todos estos alimentos saludables?

Cocinar a baja temperatura es importante. Mientras más alta sea la temperatura, más desnaturalizado, oxidado y dañado queda el alimento, y eso significa menos beneficios para la salud. No cocine nunca con grasas poliinsaturadas (aceite de semilla de soja, aceite de maíz, aceite de semilla de uva, etc.). El mejor aceite para cocinar es la mantequilla clarificada, la mantequilla ecológica, el aceite de aguacate o el de coco. Cuando ase a la parrilla, use baja temperatura, y no queme la carne. Las verduras es mejor saltearlas o cocinarlas al vapor. Hornee a 320 grados (160° C) o menos, utilice una olla de cocción lenta, y no utilice el microondas para cocinar alimentos. Los huevos es mejor pocharlos, hervirlos o freírlos ligeramente. Si hace huevos revueltos, use una baja temperatura para no oxidar la yema.

¿Cuándo veré resultados en mis cifras de colesterol?
Recomiendo que le hagan un análisis de panel de lípidos tres o cuatro meses antes de comenzar la dieta de la Zona Keto. Si sus cifras de LDL no mejoran significativamente, debería pedir un análisis NMR Lipoprofile para ver qué cifras de LDL (patrón A o patrón B) están elevadas. Pero, por lo general, entre tres y cuatro meses hay una marcada mejora: las cifras de LDL normalmente aumentan un poco, los triglicéridos normalmente bajan, y el HDL, generalmente, aumenta. El colesterol malo LDL de patrón B normalmente desciende, pero el colesterol LDL neutro de patrón A normalmente aumenta. (Consulte el capítulo 6 y el apéndice D para más información).

¿Cuánto me costará todo esto?
Las grasas son baratas, y al constituir el 70% de la dieta, probablemente será menos caro de lo que cree. Las proteínas, del 10% al 15% de la dieta, es la parte más cara, pero no comeremos tantas proteínas. El 15% restante lo forman verduras de hoja verde, que también son bastante baratas. En conjunto, la dieta de la Zona Keto es muy económica. Incluso puede ahorrarle dinero.

COMIENZA LA CARRERA

Está preparado para saltar a la dieta de la Zona Keto. Sabe cómo es, sabe qué esperar, y espero que sus preguntas hayan sido respondidas.

Los alimentos exactos, cuánto de cada uno, incluso opciones de menú: todo esto llegará.

La clave es que usted está preparado.

Recuerde: salir de la Zona Keto solamente puede suceder por un número limitado de razones: no consumir suficientes grasas, demasiada proteína o demasiados carbohidratos.

Eso es todo. Por lo tanto, mientras siga en el camino de la Zona Keto, estará justamente donde quiere estar, en el modo de quemar grasa, y no tendrá que preocuparse por contar calorías.

Así que relájese y disfrute del viaje.

"Comenzar con los alimentos adecuados me ayuda realmente a mantenerme enfocada en la dieta".

—*Joanne*

CAPÍTULO 13

IR A COMPRAR LOS INGREDIENTES CORRECTOS

No era precisamente caminar dormida, pero, sin duda, Carmen parecía aturdida por la forma como caminaba hacia el refrigerador muy avanzada la noche. "Tenía que comer algo, sí o sí", me dijo ella después. "No podía dormir. Lo único en que podía pensar era comida... comida... comida, especialmente ese helado".

Estaba claro que algo iba mal. Carmen lo sabía, y su peso lo demostraba, pero ella no sabía qué hacer. Todos sus intentos anteriores por hacer dieta habían terminado en lo que ella denominaba una "catástrofe".

"¿Limpió su refrigerador o su despensa antes de comenzar una dieta?", le pregunté.

Ella me miró con un poco de confusión.

"No, nunca hice eso", respondió. "No creo que quisiera tirar toda esa buena comida. Además, mi esposo no estaría muy contento con eso".

"Algunos alimentos", le expliqué, "son bastante adictivos. ¿Sabía que en algunos estudios se ha descubierto que el azúcar es más adictivo que la cocaína? Por lo tanto, si deja alimentos azucarados en la casa, sería increíblemente difícil resistir. Se está situando a usted misma en una posición muy difícil. En cuanto a su esposo, durante un tiempo podría parecerle bien. Pruébelo, y vea lo que él dice".

Carmen regresó a su casa y aquella noche, con la ayuda de su esposo, recorrió toda su cocina y la despensa. Tiraron algunas cosas, y otras las regalaron. Su esposo incluso guardó algunas cajas de galletas de las Girl Scouts en el garaje en su armario superior, pero como ella creía que las habían tirado, eso funcionó para ella.

> **ES UN HECHO**
>
> Las noches son, por lo general, el momento en que los alimentos son más tentadores.

Entonces prosiguió y reabasteció los estantes con alimentos amigables con la Zona Keto.

Varias semanas después llamó a mi consulta. "Mi plan sigue siendo visitarle la semana próxima, pero quería decirle con antelación que está funcionando", dijo. "No solo mi cuerpo está satisfecho y no pasa hambre con la dieta de la Zona Keto, también mi mente está muy calmada. Creo que se debe a que sé que ahora no hay escape, no hay ningún alimento guardado en ningún lugar de la casa, ¡y ya he adelgazado ocho libras (3,6 kilos)!".

Yo casi podía verla sonriendo al teléfono.

LIMPIEZA DE LA CASA

Hay mucha sabiduría en eliminar del refrigerador y la despensa alimentos que nos harán salir de la Zona Keto o que sencillamente no son saludables.

Como dice la frase: "Ojos que no ven, corazón que no siente". Es realmente cierto, en especial cuando se trata de comer. Es su cuerpo, su salud y su pérdida de peso, y sugiero firmemente que elimine cosas y comience desde cero, pero es también su casa, así que es usted quien hace ese llamado.

Para muchas personas, tener en la casa los mismos alimentos de siempre será una tentación que es muy difícil de resistir. Sencillamente líbrese de ellos, o llévelos a la casa de un familiar, un amigo o un vecino. Usted no necesita la tentación extra.

En el día de limpieza, aquí están algunas de las cosas que tienen que irse:

- *Comida en cajas*: Líbrese de alimentos empaquetados y procesados que vengan en bolsa o caja. Contienen demasiados carbohidratos, azúcares, edulcorantes artificiales, aceites hidrogenados, o aceites refinados como para que se mantenga en la Zona Keto. Eso significa ninguna pasta, panes, *bagels*, rosquillas, papas fritas, cereales, galletas o postres congelados.
- *Trigo, granos, frijoles*: Líbrese de harina, granos, centeno, avena, maíz, trigo, palomitas de maíz, cebada, arroz, arroz integral, frijoles, guisantes, humus y lentejas, ya sean secas o en lata.
- *Aceites y grasas poco sanas*: Margarina, soja y aceites (girasol, semilla de algodón, colza, semilla de soja, semilla de uva o cártamo) tienen que irse.
- *Productos enlatados*: Los alimentos en latas de metal, especialmente las verduras enlatadas, son tristemente célebres por contener BPA (bisfenol A), que altera nuestras hormonas.[82] Al imitar al estrógeno, pueden engañar al cuerpo para que crea que es estrógeno. En las investigaciones, animales expuestos a bajos niveles de BPA

tenían mayores índices de diabetes, cáncer de mama y de próstata, problemas reproductivos, bajo conteo de esperma, obesidad, y otros efectos negativos. No todos los alimentos enlatados contienen BPA, pero sí contienen aditivos poco sanos (para extender su tiempo de consumo) y jugos dulces (en muchas frutas y verduras) que pueden hacernos salir de la Zona Keto.

- *Azúcar y edulcorantes artificiales*: Líbrese de todos ellos. Los edulcorantes artificiales son poco sanos y causan estragos en las hormonas del apetito. El azúcar común debería ser eliminado, o dejarlo apartado si no es demasiado tentador. Por ahora, utilice Stevia o fruta del monje (*lo han guo* en polvo o líquido) o alcoholes dulces (eritritol y xilitol) porque son saludables y bajos en carbohidratos.

- *Lácteos*: Aparte de los quesos curados, nata para montar, queso crema y mantequilla ecológica, todos los demás lácteos deberían eliminarse. Es mejor escoger lácteos orgánicos y alternar el consumo de lácteos cada tres o cuatro días.

- *Bajo en grasa*: Los alimentos etiquetados como "bajo en grasa" o "desnatado" en general son especialmente malos para usted debido al azúcar añadido, y casi siempre nos sacan de la Zona Keto.

- *Salsas y condimentos*: La mayoría de salsas y condimentos, como el kétchup, tienen azúcares, de modo que evítelos por completo o lea la etiqueta y úselos con moderación. Especias como pimienta, sal, cebolla, ajo y hierbas son buenas, y tienen poco o prácticamente ningún carbohidrato.

- *Bebidas*: Líbrese de todos los refrescos, bebidas deportivas, batidos, cafés y tés endulzados, y bebidas con edulcorantes artificiales.

- *Jugos de fruta*: El jugo de naranja recién exprimido, aunque es delicioso, tiene un alto contenido en azúcar. Saboteará al instante su dieta y le sacará de la Zona Keto. Elimine *todos* los jugos de fruta.
- *Alcohol*: Es mejor suprimir todo el alcohol. Interferirá en el límite diario de ingesta de carbohidratos y le sacará de la Zona Keto. También causa mente espesa y antojos de alimentos, y reduce su capacidad de resistirse a los antojos. Por ahora, sencillamente elimínelo de la dieta.
- *Fruta*: Frutas como plátanos, uvas, mangos, naranjas, duraznos, peras, piñas y ciruelas, aunque son deliciosas y saludables, contienen demasiado azúcar para que se mantenga en la Zona Keto.
- *Frutas deshidratadas*: Las frutas deshidratadas, aunque son naturales y saludables, son altas en fructosa. Por ahora, elimínelas.
- *Mermeladas, gelatinas y conservantes*: Tienen demasiado azúcar.
- *Chocolate y dulces*: Excepto el chocolate negro al 85% o más, o el chocolate negro con Stevia, ningún otro chocolate o dulce funciona en la dieta de la Zona Keto.
- *Algunas verduras también hay que eliminarlas*: Zanahorias, papas, remolacha, batatas, ñames y calabazas de invierno (como el calabacín y las calabacitas pequeñas) tienen que desaparecer, ya que son féculas.

Cuando haya sacado todos esos alimentos y los haya apilado sobre la mesa de la cocina, asegúrese de tirar los alimentos a los que sabe que es adicto y que pueden sabotear su dieta. Esto incluye los alimentos que usted sabe que son poco sanos; no vale la pena correr el riesgo de tenerlos en la casa.

Sin embargo, si hay alimentos que puede evitar, como ese bote de mermelada casera de arándanos, una botella de vino sin abrir, un paquete de harina de hornear o algún otro alimento, entonces guárdelos. No se trata de ser crueles y despiadados o de tirar cosas que usted valora y que algún día quizá los quiera otra vez. Guárdelos. Apártelos. Está bien. Solamente usted se conoce bien; de modo que, si algo es demasiado tentador, entonces líbrese de eso. Su dieta y su salud son más importantes que cualquier cosa que haya podido poner sobre la mesa de la cocina.

Si tiene alimentos saludables (como espinacas) que están congelados en lugar de frescos, está bien. Guárdelos. Tampoco hay problema con los alimentos que estén en botes de cristal; sin embargo, yo me libraría de las latas de metal, especialmente con productos de tomate.

Ahora que tiene vacíos los estantes, es el momento de reabastecerlos.

REABASTECER LOS ESTANTES

Usted espera estar en la Zona Keto lo más rápidamente posible, pues es la zona óptima para quemar grasa y también la zona de máximo rendimiento y salud, y quedarse ahí todo el tiempo que desee. Esa es la meta principal de los alimentos que comprará para reabastecer los estantes.

Creo que es especialmente importante tener en mente esa meta cuando elimino ciertos alimentos, especialmente alimentos favoritos, y acudo a nuevos alimentos. Cierto es que no es cómodo eliminar alimentos, pero es y será estupendo para nuestro cuerpo.

La ingesta del 70% de grasas, el 15% de proteínas y el 15% de carbohidratos de verduras verdes es el marco, pero es usted quien decide los ingredientes reales que escogerá. A continuación, tenemos un buen bosquejo para comenzar:

> ## ES UN HECHO
> Carbohidratos netos: reste la fibra del conteo total de carbohidratos. Por ejemplo, ¼ de taza de rodajas de fresas tiene unos 3 carbohidratos en total y 1 carbohidrato de fibra, de modo que 3 − 1 = 2 carbohidratos netos.

PROTEÍNAS (15%)

Ya sabe la proporción de proteína que necesita al día (1 gramo de proteína por cada 2,2 libras o 1 kilo de su peso) y, por lo tanto, cuánta proteína necesita por comida.

- 250 libras (113 kilos): 114 gramos de proteína al día = 38 gramos por comida (5-6 onzas o 140-170 gramos de proteína)
- 180 libras (81 kilos): 80 gramos de proteína al día = 27 gramos por comida (4 onzas o 113 gramos de proteína)
- 150 libras (68 kilos): 70 gramos de proteína al día = 23 gramos por comida (3-3,5 onzas o 85-100 gramos de proteína)

Recordemos que 1 onza de proteína de huevos, pescado, pollo o bistec es aproximadamente 7 gramos de proteína. Eso hace que las matemáticas sean bastante fáciles. Por comida, eso supone unas 3-4 onzas (85-113 gramos) de proteína para las mujeres y 3-6 onzas (85-170 gramos) de proteína para los hombres. Cómo decida satisfacer esa necesidad es decisión de usted mismo.

Pescado (el salvaje es mejor y es bajo en mercurio)

- Salmón salvaje
- Fletán
- Anchoas
- Perca
- Abadejo
- Lenguado
- Tilapia
- Trucha
- Arenque
- Sardinas
- Atún (*tongol*)
- Platija

Marisco (salvaje es mejor que de piscifactoría)

- Almejas
- Vieira
- Ostras
- Gambas
- Calamar
- Cangrejo

Aves de corral

- Huevos (orgánicos camperos es mejor)
- Pollo
- Pato
- Ganso
- Gallina de Cornualles
- Codorniz
- Faisán
- Pavo

Carne (orgánica y alimentada con pasto es mejor)

- Res
- Cabra
- Cordero
- Cerdo
- Ternera
- Venado

Lácteos (ecológicos es mejor)

Recuerde: aunque los lácteos y los frutos secos están enumerados bajo proteínas, incluyen carbohidratos que cuentan en el cálculo de 20 gramos al día como límite. Las cifras de carbohidratos aquí son carbohidratos netos (total de carbohidratos – fibra = carbohidratos netos).

- Mantequilla ecológica: 2 cucharadas, 1 gramo de carbohidratos netos
- Queso orgánico: 4 onzas 0 113 gramos al día como máximo, 1 gramo de carbohidratos netos por onza
- Crema de queso orgánica: 2 cucharadas, 0,8 gramos de carbohidratos netos
- Crema entera (nata para montar), 0 gramos de carbohidratos netos

Frutos secos
- Leche de almendras: 1 taza, 1 gramo de carbohidratos netos
- Leche de coco: 1 taza, 1 gramo de carbohidratos netos
- Almendras: 24 almendras, 2,3 gramos de carbohidratos netos
- Mantequilla de almendras: 1 cucharada, 2,5 gramos de carbohidratos netos
- Anacardos: 9 anacardos, 4,3 gramos de carbohidratos netos
- Cacahuates: 22 cacahuates, 1,5 gramos de carbohidratos netos
- Mantequilla de cacahuates: 1 cucharada, 2,4 gramos de carbohidratos netos (evite la mayoría de mantequillas de cacahuates procesadas porque usualmente contienen grasas hidrogenadas)
- Pacanas: 10 enteras (1 onza), 4 gramos de carbohidratos netos
- Macadamia: 8 nueces de tamaño mediano, 4 gramos de carbohidratos netos
- Avellanas: 20 avellanas, 4,5 gramos de carbohidratos netos
- Nueces: 10 enteras (1 onza), 3 gramos de carbohidratos netos

- Coco: fresco, a tiras (½ taza), 6 gramos de carbohidratos netos
- Coco: deshidratado y no edulcorado (1 onza), 7 gramos de carbohidratos netos
- Mantequilla de crema de coco: 2 cucharadas, 2 gramos de carbohidratos netos

Los frutos secos enteros y crudos son mejores, pero no son problema si están tostados. Si los frutos secos causan síntomas similares a una gripe, entonces deje de comerlos o consúmalos con moderación. Notemos que algunos, como los anacardos, son más altos en carbohidratos. La ingesta excesiva de frutos secos o el consumo de frutos altos en carbohidratos como los anacardos (o los cacahuates, aunque es una legumbre) puede sacarnos de la Zona Keto, y en raras ocasiones puede desencadenar en algunas personas síntomas similares a una gripe.

ES UN HECHO

La mantequilla de crema de coco se fabrica mezclando coco en una batidora de alta velocidad, creando una consistencia parecida a la mantequilla de cacahuate (2 cucharadas de mantequilla de coco contienen 17 gramos de grasa y 2 gramos de carbohidratos netos). La crema de coco o mantequilla de coco es normalmente más espesa, más rica y más dulce que la leche de coco y puede utilizarse como sustituto de los lácteos para postres, batidos y sopas. La crema que sube hasta el borde de una lata de leche de coco es la crema de coco.

VERDURAS (15%)

Básicamente, piense en verduras para ensalada y verduras que usted cocinaría. Las de ensalada se miden en tazas (1 taza), mientras que las verduras cocinadas se miden en medias tazas (½ taza).

Hablando en general, usted comerá de 2 a 6 tazas de ensalada y de 1 a 2 tazas de verduras cocinadas al día, pero usualmente puede comer la cantidad que quiera de verduras de hoja verde, y utilizar cantidades generosas de aceite de oliva virgen extra (2-3 cucharadas) y vinagre de manzana en una proporción de tres partes de aceite de oliva y una parte de vinagre de manzana. Aquí están muchas de las verduras comunes que a usted le gustan. Los números de carbohidratos enumerados aquí son carbohidratos netos.

Verduras crudas (orgánicas es mejor)
- Aguacate: 3 rebanadas, 1 onza, 2 gramos de carbohidratos netos
- Aguacate: 2 cucharadas, aplastados, 1 onza, 2 gramos de carbohidratos netos
- Brócoli en pedazos: 1 taza, 1,6 gramos de carbohidratos netos
- Judías verdes: 1 taza, 4,2 gramos de carbohidratos netos
- Col: 1 taza, 2,2 gramos de carbohidratos netos
- Apio: 1 tallo, 0,8 gramos de carbohidratos netos
- Pepino: 1 taza, 2 gramos de carbohidratos netos
- Mezcla de verduras: 1 taza, 0,4 gramos de carbohidratos netos
- Aceitunas negras: 5, 0,7 gramos de carbohidratos netos
- Aceitunas verdes: 5, 0 gramos de carbohidratos netos
- Cebolla: 2 cucharadas, troceadas, 1,5 gramos de carbohidratos netos

- Pimiento verde: 1 taza, 4,2 gramos de carbohidratos netos
- Lechuga romana: 1 taza, 0,4 gramos de carbohidratos netos
- Espinacas: 1 taza, 0,2 gramos de carbohidratos netos
- Tomates: 1 pequeño (3-4 onzas o 85-113 gramos), 2,5 gramos de carbohidratos netos

Verduras cocinadas
- Judías verdes: ½ taza, 2,9 gramos de carbohidratos netos
- *Bok choy*: ½ taza, 0,2 gramos de carbohidratos netos
- Brócoli: ½ taza, 1,7 gramos de carbohidratos netos
- Coles de Bruselas: ½ taza, 3,6 gramos de carbohidratos netos
- Coliflor: ½ taza, 0,9 gramos de carbohidratos netos
- Acelgas: ½ taza, 2 gramos de carbohidratos netos
- Berenjena: ½ taza, 2 gramos de carbohidratos netos
- Col rizada: ½ taza, 2,4 gramos de carbohidratos netos
- Champiñones: ½ taza, 4,6 gramos de carbohidratos netos (precaución con la cantidad)
- Cebolla: ½ taza, 8,6 gramos de carbohidratos netos (precaución con la cantidad)
- Pimiento verde: ½ taza, 3,8 gramos de carbohidratos netos
- Guisantes: ½ taza, 3,4 gramos de carbohidratos netos
- Espinacas: ½ taza, 2,2 gramos de carbohidratos netos
- Tomates: ½ taza, 8,6 gramos de carbohidratos netos (precaución con la cantidad)
- Calabacín: ½ taza, 1,5 gramos de carbohidratos netos

ACEITES (70%)

Los aceites no tienen carbohidratos, de modo que son ideales para la satisfacción de los alimentos, para mitigar el hambre y los antojos, ciñéndonos al límite de 20 gramos de carbohidratos, y proporcionan al cuerpo la fuente óptima de combustible.

El aceite de oliva virgen extra y el aceite de aguacate son ideales para aliños de ensaladas. Puede cocinar con aceite de coco, aceite de aguacate, mantequilla clarificada y mantequilla ecológica. Estos aceites también son buenos para saltear.

El aceite TCM no solo es estupendo para aumentar la energía, sino que también nos empuja hacia la Zona Keto. La grasa del aceite TCM no se almacena; solamente se quema como combustible.

> ## ES UN HECHO
>
> Son viejas noticias, pero las grasas falsas nos hacen engordar.[83]

Yo lo recomiendo especialmente en el café en las mañanas (1-2 cucharadas). Prefiero el aceite TCM en polvo con mi café. Comience con la cantidad menor de TCM para evitar unas heces sueltas.

Estos son aceites ideales saludables (la ración con los aceites es de 1 cucharada) para la Zona Keto. También puede escoger mantequillas de frutos secos.

Grasas saturadas (mejores para cocinar)
- Mantequilla ecológica
- Aceite de coco virgen extra
- Aceite TCM (en polvo, líquido, o cápsula)
- Mantequilla clarificada (ecológica)
- Aceite de palma (solamente sostenible)
- Mantequilla de cacao (normalmente no para cocinar)

Grasas monoinsaturadas
- Aceite de oliva virgen extra
- Aceite de aguacate

- Aceite de almendra
- Aceite de nuez de macadamia

MISCELÁNEA

Desde especias hasta frutas y bebidas, es seguro comer estos alimentos, separados de grasas, verduras y proteínas, en la dieta de la Zona Keto. Asegúrese de incluir su conteo de carbohidratos en su límite diario de 20 gramos.

Frutas
- Arándanos frescos: ¼ de taza, 4,1 gramos de carbohidratos netos
- Arándanos congelados: ¼ de taza, 3,7 gramos de carbohidratos netos
- Moras frescas: ¼ de taza, 2,7 gramos de carbohidratos netos
- Moras congeladas: ¼ de taza, 4,1 gramos de carbohidratos netos
- Frambuesas frescas: ¼ de taza, 1,5 gramos de carbohidratos netos
- Frambuesas congeladas: ¼ de taza, 1,8 gramos de carbohidratos netos
- Fresas frescas, rodajas: ¼ de taza, 1,8 gramos de carbohidratos netos
- Fresas congeladas: ¼ de taza, 2,6 gramos de carbohidratos netos
- Jugo de limón: 2 cucharadas, 2,1 gramos de carbohidratos netos
- Jugo de lima: 2 cucharadas, 2,6 gramos de carbohidratos netos

Bebidas

- Agua
- Agua con gas
- Café
- Té verde
- Té negro
- Yerba mate
- Leches vegetales (las de almendra y coco tienen poco azúcar)

Las leches vegetales son bajas en carbohidratos y buenas para utilizarlas en batidos. Solamente asegúrese de utilizar los tipos con carbohidratos bajos con un gramo o menos de carbohidratos por ración de 8 onzas (24 cl).

Suplementos

- Un multivitamínico general con vitamina D (1000 a 2000 IU) y magnesio (400 mg) al día
- Omega-3 (EPA/DHA), 1 a 2 gramos al día o aceite de kril (350 a 1000 mg) al día
- Paquetes de electrolitos: en el primer mes de la Zona Keto las personas a menudo necesitan magnesio, sodio y potasio extra
- Una enzima digestiva con lipasa extra para ayudar con la digestión de las grasas, especialmente para quienes tienen cincuenta y cinco años o más

Especias y condimentos

- Ajo: 1 diente grande, 0,9 gramos de carbohidratos netos
- Jengibre: 1 cucharada, 0,8 gramos de carbohidratos netos
- Salsa pesto: 1 cucharada, 0,6 gramos de carbohidratos netos

- Vinagre de manzana: 1 cucharada, 1 gramo de carbohidratos netos
- Sal marina: 1 cucharadita, 0 gramos de carbohidratos netos
- Sal del Himalaya (rosa): 1 cucharadita, 0 gramos de carbohidratos netos
- Romero: 1 cucharadita, 1 gramo de carbohidratos netos
- Cúrcuma: 1 cucharadita, 1 gramo de carbohidratos netos
- Orégano: 1 cucharadita, 1 gramo de carbohidratos netos
- Tomillo: 1 cucharadita, 1 gramo de carbohidratos netos
- Pimienta negra: 1 cucharadita, 0,5 gramos de carbohidratos netos
- Extracto de vainilla: 1 cucharadita, 0,5 gramos de carbohidratos netos
- Canela: 1 cucharadita, 2 gramos de carbohidratos netos

COMER FUERA Y MANTENERSE EN LA ZONA KETO

Puede comer fuera y mantenerse en la Zona Keto. Tal vez tenga que llevar su propio aceite de oliva o aceite de aguacate y vinagre de manzana o mantequilla ecológica (como hago yo), pero sin duda es factible.

Ya sea que esté de viaje o solamente sale a cenar fuera, puede hacer que funcione y mantenerse en la Zona Keto.

Comer fuera es también una buena manera de darse un capricho. Por mucho tiempo, cada lunes en la noche Mary y yo salíamos a comer a un restaurante local y pedíamos

ES UN HECHO

Cuando coma carne alimentada con grano, escoja los cortes más magros, como un bistec, pero cuando escoja carne alimentada con pasto, usualmente es mejor escoger cortes más grasosos, como entrecot.

ensalada con queso mozzarella, tomates, albahaca, aceite de oliva, un poco de vinagre balsámico, y muchas hierbas y especias. Era deliciosa, y ambos nos manteníamos en la Zona Keto.

Ya sea en el desayuno, el almuerzo o la cena, sea creativo y haga que el menú del restaurante sea adecuado para su dieta de la Zona Keto.

Si descubre que ha salido de la Zona Keto, puede que lo sienta al día siguiente, y está bien. Sencillamente regrese, y normalmente un día después estará de nuevo en el camino.

UN LUGAR FÁCIL DONDE COMENZAR

Para comenzar, necesitará varias cosas básicas. Yo lo llamo un "equipo de comienzo de la Zona Keto", pero es simplemente una combinación de ingredientes básicos que le ayudarán a reabastecer su refrigerador y despensa con alimentos que le llevarán a la Zona Keto y le mantendrán ahí.

A cada persona que está a punto de sumergirse en la dieta de la Zona Keto le sugiero este fácil bosquejo:

Grasas, aceites y frutos secos
- Aceite TCM en polvo (500 ml)
- Aceite de oliva virgen extra (1-2 litros)
- Mantequilla ecológica (3-4 barritas) o mantequilla clarificada
- Aceite de coco virgen extra
- Aceite de aguacate
- Aguacates
- Almendras, pacanas, nueces de macadamia, nueces o cacahuates (2-3 latas de cada uno)
- Queso crema

- Queso orgánico
- Sal marina y cacahuates en vinagre (un salvavidas para mi esposa) (2-3 latas)
- Mayonesa de aceite de oliva o de aguacate
- Mantequilla de cacahuate y de almendra orgánica
- Nata para montar (0,5-1 litro)

Proteínas

- Huevos camperos orgánicos (2 docenas)
- Res alimentada con pasto (12 onzas/340 gramos o más)
- Entrecot ecológico
- Ensalada preparada de atún y pollo (mantener en el refrigerador)
- Pollo ecológico (12 onzas/340 gramos o más)
- Atún *tongol*
- Pavo ecológico
- Gambas salvajes
- Filetes de salmón salvaje
- Salmón ahumado

Verduras de hoja verde

- Verduras para ensalada como lechuga romana, espinacas, brotes verdes, rúcula, mezcla de hojas verdes (un par de bolsas)
- Otras verduras crudas: pepinos, pimientos, tomates, cebollas, aceitunas (tanto como le guste y quiera), brócoli, coliflor, col, coles de Bruselas
- Verduras para cocinar (tanto como le guste y quiera). Está bien si son congeladas.

Bebidas

- Café (única fuente si puede)
- Té (negro, verde)
- Agua (manantial, filtrada, con gas o alcalina)
- Leche de almendras, baja en azúcar (1/2 galón o 2 litros)
- Leche de coco baja en azúcar (1/2 galón o 2 litros)

Miscelánea

- Vinagre de manzana (2 botellas)
- Chocolate negro, bajo en azúcar o endulzado con Stevia, 85% de cacao o más (3 tabletas)
- Sal: sal del Himalaya o sal marina (1 caja)
- Suplementos como un buen multivitamínico, vitamina D3, magnesio (ver el apéndice A)
- Aceite omega-3 y/o aceite de kril, 1 cápsula dos veces al día de cada uno (ver el apéndice A)
- Una enzima digestiva con lipasa extra (ver el apéndice A)

Sobre la marcha, semana tras semana, tendrá sensaciones en cuanto a los alimentos y sus preferencias. Al final podrá rotar alimentos cada tres o cuatro días para que así disfrute las comidas mientras al mismo tiempo obtiene las grasas, proteínas y verduras necesarias.

La meta, desde luego, es mantenerse en la Zona Keto.

El límite de 20 gramos de carbohidratos será la línea en la arena que usted no cruza. Con el tiempo, podrá subir el límite de 20 gramos de carbohidratos a 50 gramos y después más, pero por ahora manténgalo bajo para así maximizar la Zona Keto y su capacidad para quemar grasa.

"Mi café en la mañana con aceite TCM en polvo y aceite de aguacate... me hace sentir estupendo y satisfecho durante horas".

—*Brian*

CAPÍTULO 14
ENTRAR EN LA ZONA KETO

AL ALCANZAR CASI LAS 300 LIBRAS (136 kilos), Dave realmente necesitaba perder peso. Sus médicos estaban de acuerdo con él, ¡y más temprano que tarde! Tenía condiciones médicas que hacían probable un ataque al corazón o un derrame cerebral.

Dispuesto a intentar casi todo, Dave se puso a trabajar por sí solo de modo no convencional. Restringió su ingesta de calorías durante más de un año, pero no bajaba de peso. Probó a hacer ejercicio durante más de una hora al día, seis días por semana, y aunque se fortaleció, la grasa seguía ahí.

Frustrado, profundizó aún más. Resulta que su cuerpo, entre otras cosas, era muy sensible a los carbohidratos. Cuando supo sobre una dieta cetogénica, siguió disminuyendo cada vez más su ingesta de carbohidratos hasta que finalmente alcanzó la ketosis. Por primera vez en su vida, la grasa se fue fundiendo y desapareció.

En la actualidad, Dave Asprey es un hombre nuevo, al haber adelgazado esas tozudas 100 libras (45 kilos). Después creó una herramienta muy poderosa para quienes seguían dietas cetogénicas, como la dieta de la Zona Keto. Su creación, que él denominó "café a prueba de balas" (bosquejada en su libro *The Bulletproof Diet* (La dieta a prueba de balas), es una manera muy saludable de comenzar el día. Yo lo recomiendo. Su receta de café incluye:

- Café de una sola fuente (café de una ubicación, no una mezcla de cafés de varios lugares), que probablemente es más bajo en toxinas de hongos
- 1 cucharada de mantequilla ecológica sin sal (o mantequilla clarificada)
- 1 cucharada de aceite TCM
- Opcional: canela, vainilla en polvo, chocolate en polvo o Stevia

Mezcle los ingredientes. (Remueva los ingredientes si está de camino, pero la mezcla es la mejor opción). El aceite y la mantequilla reprimen el hambre, y el café le da al cerebro el impulso que necesita. La mezcla se convierte en una bebida rica y cremosa que ayuda al metabolismo a seguir quemando grasas durante horas.

Sus niveles de ketona en la noche son trasladados al día, y también se siente vigorizado al comenzar el día.

EN LA ZONA KETO

Cuando estamos en la Zona Keto, generalmente quemamos grasa sin sentir hambre o antojos de alimentos. Perdemos grasa abdominal, y las hormonas del apetito están usualmente equilibradas. Por lo general, tenemos cantidades increíbles de energía, junto con claridad mental y enfoque. ¡Mantenemos la velocidad!

He tenido algunos pacientes que han dicho: "Siento como volviera a tener dieciocho años". Regresan los sentimientos de jovialidad y optimismo. En muchos aspectos, la dieta de la Zona Keto normalmente se vuelve como un antidepresivo y una dieta agradable, todo en uno.

Además de eso, los resultados son rápidos normalmente. La persona promedio pierde entre 4 y 5 libras (2-2,2 kilos) de peso líquido la primera semana, seguido después usualmente por 1-2 libras (0,5-1 kilo) de grasa por semana. Añadamos algo de ejercicio y sustituyamos el desayuno por un "café a prueba de balas" o café ketogénico, y muchos perderán una libra o medio kilo de grasa por día. Personalmente, yo prefiero mi café ketogénico utilizando aceite de aguacate y aceite TCM en polvo, porque no elevará el nivel de colesterol LDL, sino que normalmente elevará el colesterol HDL bueno. También añado ¼ de cucharadita de chocolate negro en polvo sin azúcar.

Todo esto sin tener más apetito, antojos insaciables, subida de peso, ¡o contar calorías!

Es bastante increíble, considerando lo que experimentan normalmente las personas cuando están perdiendo peso.

Conozco a un hombre cuyo número LCC estaba en algún punto cerca de 10 gramos de carbohidratos al día. Eso es muy bajo. El punto es que, si él comiera 20 gramos al día en la dieta de la Zona Keto, sin duda se quejaría de que "no está funcionando".

Algunas veces sí surgen preguntas. Hay que tener en cuenta el hecho de que el cuerpo está pasando de ser una máquina de quemar azúcar a ser una máquina de quemar grasa. Todos los picos de carbohidratos y ráfagas de insulina han cesado. La insulina, la hormona clave que le dice al cuerpo que

> ## ES UN HECHO
>
> El cuerpo piensa que almacenar grasa es más importante que quemar grasa. Estar en la Zona Keto cambia eso.

almacene grasa, ahora está prácticamente en silencio. El ciclo de almacenamiento de grasa ha sido roto, y eso es un cambio bastante grande. Por fortuna, el cuerpo puede manejarlo, pero hay que esperar que a veces haya hipo. Con la mayoría de mis pacientes en la dieta de la Zona Keto he descubierto que cuando su nivel de suero de insulina en ayuno alcanza las 3,0 mcU/mL (microunidades por mililitro) o preferiblemente menos, la pérdida de peso es rápida y fácil; sin embargo, la mayoría de los médicos no revisan los niveles de suero de insulina.

Además, la eliminación de alimentos es un factor muy importante para muchas personas. Los azúcares y los carbohidratos generalmente son adictivos, ¡y ahora todas las reglas y rutinas están cambiando!

Lo más probable es que el cuerpo necesite solamente de uno a cinco días para llegar a la Zona Keto. En ese momento usted comenzará a ver ketonas en las tiras de análisis de orina, y sentirá que se está produciendo el cambio. Para algunos, puede que tome más tiempo alcanzar la Zona Keto, quizá una o dos semanas. Si usted tiene diabetes tipo 2, quizá tome de dos a cuatro semanas llegar a la Zona Keto. Ahora hay suplementos llamados ketonas exógenas que le permiten entrar en la Zona Keto una hora después de tomarlos (ver el apéndice A).

Si siente que su cuerpo se está rebelando, recuerde lo siguiente: ¡llegará allí! A continuación, hay algunos consejos prácticos que pueden ayudarle a entrar en la Zona Keto, y mantenerse ahí, si su cuerpo le plantea resistencia.

AVANZAR CON KETONAS EXÓGENAS

Cómo reaccionará su cuerpo a este cambio general pasando de almacenar grasa a quemar grasa en realidad no se sabe. Su cuerpo es único, al igual que lo es su número LCC (pronto conocerá su número LCC), pero, generalmente, el proceso es rápido, casi como encender un interruptor.

El mayor obstáculo, si es que se produce para usted, algunos lo denominan la "zona gris", otros lo llaman "la gripe keto", y otros "la semana en que me dejé las llaves dentro del auto". Es irritante, pero no peligroso.

¿Ha intentado alguna vez correr cuando el agua o la nieve le llega a la rodilla? Puede hacerlo, pero avanza lentamente. Si su cuerpo no está quemando bien los azúcares y aún no quema bien las grasas, tendrá la sensación de estar estancado en ese movimiento a cámara lenta: fatiga, mal aliento, micción frecuente, dolor de cabeza, confusión mental, síntomas extraños (dejarse las llaves dentro del auto), estreñimiento, gases, dolores musculares, e incluso dificultad para dormir.

> **ES UN HECHO**
>
> Querrá que sus niveles de ketona estén entre 0,5 y 5 milimolares. Esa es la Zona Keto de quemar grasa.

La respuesta es sencilla: ¡salga de ahí tan rápidamente como pueda tomando ketonas exógenas!

Las ketonas exógenas son suplementos que proporcionan una provisión instantánea de ketonas, incluso si no estamos en ketosis (ver el apéndice A para más información). Estos suplementos son especialmente beneficiosos para individuos con prediabetes, diabetes tipo 2, síndrome metabólico y resistencia a la insulina, lo cual incluye normalmente a la mayoría de los hombres que tienen un contorno de cintura de 40 pulgadas (101 cm) o más, y a la mayoría de las mujeres con un contorno de cintura de 35 pulgadas (89 cm) o más. Usualmente, estos individuos necesitan mucho más tiempo para entrar en la Zona Keto. Algunos de estos pacientes se desalientan y abandonan el programa, pero las ketonas exógenas ahora les dan esperanza.

Las ketonas son compuestos solubles en agua y basadas en carbono, producidas en la mitocondria de las células del hígado desde los ácidos grasos cuando estamos en ayunas, tenemos mucha hambre, o seguimos una dieta baja en carbohidratos. Estas ketonas se denominan ketonas endógenas, o ketonas producidas en el cuerpo. Las ketonas exógenas son un suplemento de la ketona, betahidroxibutirato, y son también muy útiles para llevar a la ketosis al individuo, especialmente si come exceso de azúcares, carbohidratos o féculas. También son útiles para controlar el hambre, aumentar los niveles de energía, o mejorar la capacidad mental.

Las ketonas exógenas permiten estar en ketosis normalmente en menos de una hora, y seguir en ketosis durante varias horas.

Cuando estamos atascados entre quemar azúcar como combustible y quemar grasa como combustible, necesitamos avanzar lo más rápidamente posible para poder disfrutar de los beneficios de la Zona Keto.

Si está usted atascado: examine su ingesta de alimentos. ¿Está comiendo demasiados carbohidratos? ¿No come grasas suficientes? ¿Come demasiadas proteínas? Asegúrese de estar en o por debajo del límite de 20 gramos de carbohidratos al día. Algunos diabéticos tipo 2 quizá tengan que disminuir su ingesta de carbohidratos hasta 10 gramos al día.

Si necesita o quiere un buen impulso: tome de ½ a 1 cucharada de ketona exógena en polvo. Las ketonas exógenas le impulsan a la Zona Keto rápidamente, por lo general, en una hora, y se mantiene en ketosis durante varias horas.

Normalmente, al aumentar las grasas, incluyendo el aceite TCM, y disminuir los carbohidratos y a veces las proteínas, el cuerpo deja atrás rápidamente los síntomas parecidos a la gripe. Entonces se encontrará precisamente donde quiere estar: disfrutando de todos los beneficios de la Zona Keto.

En realidad, no hay ninguna manera de evitar que el cuerpo llegue a la Zona Keto mientras la ingesta de carbohidratos sea lo bastante baja, la ingesta de proteínas sea baja o moderada, y la ingesta de grasa necesaria sea elevada. Finalmente llegará usted hasta ahí, pero en este caso más rápidamente es mejor.

SOLUCIÓN DE PROBLEMAS SI ES NECESARIO

Como todos somos diferentes, las personas tienen diversas preguntas y preocupaciones mientras transicionan a la Zona Keto. Las siguientes son algunas de las más comunes:

¿Y si me siento aturdido, tengo confusión mental, o me siento flojo?
Probablemente necesite sodio en forma de almendras saladas u otros frutos secos salados, una sopa clara (como consomé), o un paquete de electrolitos que contenga sodio, magnesio y potasio. Quizá necesite también aumentar su ingesta de sal marina o sal del Himalaya.

¿Y si tengo estreñimiento?
Necesita más agua (1-2 litros al día como mínimo), fibra (de las verduras), y magnesio (200 miligramos dos veces al día es normal, el doble si hay estreñimiento). También ayudará aumentar la ingesta de aceite de oliva.

¿Y si tengo diarrea, hinchazón o gases?
Esto se detendrá normalmente tras un par de días a medida que su cuerpo se ajusta a la nueva dieta alta en grasas. Puede disminuir un poco el magnesio, ya que puede provocar diarrea en algunas personas. Tomar demasiado aceite TCM o aceite de oliva también puede

causar diarrea. Recorte su dosis de estos aceites si se produce diarrea y cuando se detenga, aumente la dosis lentamente y gradualmente.

Las personas de más de cincuenta y cinco años necesitan una enzima digestiva que contenga lipasa extra para ayudarles a digerir mejor las grasas y refrenar la diarrea.

¿Y si tengo tic en los ojos, palpitaciones, o calambres musculares?
Probablemente necesita más magnesio o potasio. Un puñado de frutos secos tienen mucho magnesio; o puede tomar 400 miligramos de suplemento de magnesio quelado. La mitad de un aguacate contiene el doble de potasio que una banana, y sin los carbohidratos (una banana le sacará de la Zona Keto). De nuevo, un paquete de electrolitos ayudará si contiene magnesio, potasio y sodio.

¿Y si tengo hambre mientras estoy haciendo la dieta?
Si tiene hambre, se debe a que no está consumiendo suficientes grasas (o demasiados carbohidratos o demasiadas proteínas). Puede comer 1 o 2 cucharadas de mantequilla de almendra, un par de rebanadas de queso, una hamburguesa envuelta en lechuga (sin pan) con 1 o 2 rebanadas de queso, o incluso una pechuga de pollo con 1 o 2 rebanadas de queso. Eso apagará el hambre y mantendrá baja su ingesta de carbohidratos.

¿Y si como o bebo algo y después me siento mareado?
Esa comida o bebida (por ejemplo, cacahuates, café, queso, nata montada, etc.) puede causarle inflamación. Podría ser sensible a ella, o quizá contiene toxinas de hongos u otras toxinas, o quizá lo que comió simplemente tenía demasiados carbohidratos. Minimícelo si puede, evítelo si es necesario, y mantenga su ingesta de carbohidratos en 20 gramos o menos al día.

¿Y si orino mucho más de lo normal?

Cuando su cuerpo cambia a la ketosis, disminuyen los niveles de insulina. La insulina elevada ha causado que usted retenga líquidos, de modo que perderá de 4 a 5 libras (1,8-2,2 kilos) de líquidos la primera semana en la Zona Keto, ya que sus riñones excretan el exceso de fluidos. Beba suficiente agua (normalmente 2 litros de agua al día durante la primera semana y de 1 a 2 litros después), junto con tomar sodio, potasio y magnesio durante este tiempo. También, durante la primera semana quizá necesite orinar una o dos veces durante la noche.

¿Y si no estoy tomando demasiada fibra?

La fibra es importante, pero generalmente obtendrá mucha con las verduras en la dieta de la Zona Keto. Puede añadir semillas (por ejemplo, semillas de chía o de plántago, una cucharada una o dos veces al día) en algunas semanas, pero las semillas tienen también carbohidratos. Por ahora, la fibra en las verduras será suficiente normalmente.

¿Y si siento picores?

De nuevo, los alimentos que come puede que estén causando inflamación. Cacahuates, alimentos altos en toxinas de hongos (como frutos secos con hongos y bayas con hongos), y los lácteos son causas comunes. Alterne los lácteos cada tres o cuatro días o evítelos por completo. Hay otras opciones de comidas y bebidas.

¿Y si como demasiados carbohidratos por accidente?

Normalmente puede regresar a la Zona Keto una hora después si toma ketonas exógenas (consulte el apéndice A).

¿Y si mi vesícula no funciona bien?

Con frecuencia, las mujeres que han hecho muchas dietas bajas en grasas y los vegetarianos puede que tengan problemas de vesícula sin ni siquiera saberlo. Su vesícula puede contener barro o quizá no esté funcionando adecuadamente, ya que las grasas, por lo general, ayudan a la vesícula a funcionar mejor. Las grasas sanas, como 1 o 2 cucharadas de aceite de oliva dos o tres veces al día, normalmente limpiarán la vesícula.

> **ES UN HECHO**
>
> Síntomas comunes de baja serotonina incluyen insomnio, antojos de féculas y dulces, ánimo depresivo, baja autoestima y ansiedad.

Inicialmente, quizá necesite una cucharadita de aceite de oliva cada hora, de cuatro a ocho horas, para que la vesícula vuelva lentamente a su funcionamiento normal. Tómelo con lentitud si es necesario, y consulte a su médico si persiste el dolor; quizá tenga cálculos biliares o lodo en la vesícula.

¿Y si el peso en líquidos que he perdido regresa otra vez?

Cuando entró por primera vez en la Zona Keto, su cuerpo probablemente eliminó unas 4 libras (1,8 kilos) de agua y glicógeno almacenados. Si salió de la Zona Keto, es posible que de repente pueda recuperar esa agua con una sola comida (al comer pizza o una papa asada, por ejemplo). Aunque puede parecer alarmante, usted sabe lo que sucedió. Siga la dieta de la Zona Keto, y perderá enseguida esas 4 libras de líquidos.

¿Y si me deprimo?

En una dieta baja en carbohidratos como la Zona Keto, algunas personas desarrollan bajos niveles de serotonina, y eso quizá produzca leve depresión, melancolía o antojos de alimentos. Esto sucede típicamente con más frecuencia en mujeres que en hombres. Un aminoácido 5HTP (de 50 a 150 miligramos) o L-triptófano (de 50 a 150 miligramos) al irse a la cama normalmente hará maravillas. Ambos están disponibles en tiendas de dietética.

¿Y si estoy tomando otras medicinas?
Una de los beneficios principales de la dieta de la Zona Keto es el hecho de que su cuerpo usualmente comenzará a curarse de diversas maneras. Si está tomando medicamentos para la hipertensión, diabetes, artritis o colesterol alto, necesitará visitar regularmente a su médico para ver si sus dosis tienen que disminuir o incluso interrumpirse.

¿Y si no puedo dormir?
Asegúrese de que el último café o té que toma durante el día no es después de las 2:00 o las 3:00 de la tarde, pues eso puede interferir en el sueño. 5HTP o L-triptófano en la noche puede ayudar. Un beneficio de la dieta de la Zona Keto es aumento de energía y, para muchos, menor necesidad de sueño. Cuando duerme, debería ser un sueño profundo, pero quizá necesitará menos sueño a medida que avanza el tiempo. Pruebe también a tomar un suplemento de magnesio al irse a la cama, ya que el magnesio ayuda a muchos con el insomnio.

¿Qué es lo peor que podría sucederme?
Aparte de que la dieta de la Zona Keto le ayude a descubrir un problema médico (como cálculos biliares) que ya tenga, la dieta normalmente no debería causarle ningún daño. Es increíblemente saludable, sin mencionar que es la manera ideal de perder peso. No recomiendo la dieta de la Zona Keto a mujeres embarazadas, ya que evitará la subida de peso necesaria durante el embarazo.

¡MÉTASE EN LA ZONA KETO!

La meta es, desde luego, entrar en la Zona Keto lo más rápidamente posible para poder disfrutar los muchos beneficios y maximizarlos. Lo más probable es que usted pasará rápidamente de quemar azúcar a quemar grasa. Haga todo lo que pueda para meterse en la Zona Keto.

Si desarrolla algunos de estos síntomas, regrese a la causa más probable: la ingesta de alimentos. Entonces aumente las grasas y disminuya los carbohidratos y las proteínas.

Y dese a usted mismo un empujón con aceite TCM en polvo o líquido, el cual normalmente le ayudará a entrar en la Zona Keto más rápidamente y evitar quedar atrapado en los síntomas de "gripe keto" de quemar azúcar y quemar grasa.

Si le preocupa que el proceso de transición pueda afectar su rendimiento en el trabajo, entonces sencillamente comience el viernes en la tarde. Probablemente estará en la Zona Keto el lunes en la mañana.

La mezcla en dieta de la Zona Keto (70% de grasas, 15% de proteínas, 15% de carbohidratos de verduras) es vitalmente importante. Utilizar esto como su principal fuente de combustible es perfecto para quemar grasa, todo ello sin hambre, sin antojos, y sin hormonas del apetito desenfrenadas.

Quemar grasa todo el día y toda la noche, a la vez que nos sentimos bien, dormimos estupendamente, revertimos incontables enfermedades, y apagamos la inflamación y la oxidación, ¿qué más se podría pedir?

Hay una cosa que haría que esto fuera incluso más fácil: una lista completa de alimentos, menús y recetas.

Eso es lo que hay en el capítulo siguiente.

"¡Seguí sus recetas y consejos
para perder 50 libras (23 kilos)!".
—*Dan*

CAPÍTULO 15

MANTÉNGASE EN LA ZONA KETO CON LOS PLANES DE MENÚ CORRECTOS

BÁRBARA ERA UNA PACIENTE que había engordado unas 50 libras (22 kilos) durante un periodo de cinco años. Antes de visitarme había seguido un plan comercial de dieta durante unos seis meses y no había perdido nada de peso. Continuamente tenía un apetito voraz.

Durante su cita, descubrí que para el almuerzo y la cena se bebía un refresco sin azúcar; normalmente se bebía también otro refresco sin azúcar en la tarde como aperitivo. Además, consumía goma de mascar sin azúcar durante el día, que contenía también edulcorantes artificiales.

"Estoy haciendo lo correcto, ¿cierto?", me preguntó. "Ni el refresco ni la goma de mascar sin azúcar tienen calorías, de modo que me deben estar ayudando, ¿no?".

"Realmente, los refrescos sin azúcar, por lo general, desencadenan apetito", le expliqué, "y causan antojos de carbohidratos y de azúcar".

Ella comenzó a seguir la dieta de la Zona Keto, eliminando de su dieta el refresco y la goma de mascar sin azúcar, y perdió 50 libras (22 kilos) en unos seis meses sin ningún esfuerzo. Estaba asombrada. Además, su apetito que antes era voraz quedó totalmente bajo control.

Bárbara no sabía lo que las bebidas y las gomas de mascar sin azúcar le estaban haciendo a su cuerpo. Al eliminarlos y entrar en la Zona Keto, su cuerpo cambió rápidamente. Fue asombroso verlo, y ella disfrutó de cada minuto.

Mantenerse en la Zona Keto es fácil, especialmente cuando tenemos muchas opciones de comidas entre las cuales escoger. Lo único que necesitamos es seguir esas opciones de comidas y rotarlas. Estaremos en la Zona Keto disfrutando de todos sus beneficios.

Simplemente siga estos planes de comidas, rotándolos cada ciertos días, ¡y usualmente se mantendrá en medio de la Zona Keto!

DESAYUNOS

1 – Huevos y verduras

    1-2 cucharadas de mantequilla ecológica

    1 cucharada de aceite de oliva virgen extra prensado en frío o aceite de aguacate (opcional)

    2-3 huevos camperos orgánicos

    Tomates troceados

    Cebollas troceadas

    Pimientos troceados

    Champiñones

    Espinacas troceadas

    ¼ a ½ aguacate a rodajas (opcional)

    1-2 rebanadas de queso orgánico (opcional)

Derrita la mantequilla en una sartén a fuego bajo. Añada los huevos y las verduras, y cocine hasta que los huevos estén revueltos suavemente. Añada el aceite de oliva o el aceite de aguacate al final, si los usa. (Los hombres normalmente necesitarán 3 cucharadas de aceite por comida, y las mujeres de 2 a 2 ½ de cucharadas por comida). Ponga encima el aguacate y el queso si lo desea. 1 ración.

2 – Huevos y carne

> 2-3 huevos camperos orgánicos
>
> 1-3 cucharadas de aceite de oliva virgen extra prensado en frío o aceite de aguacate (opcional) o 1-2 rebanadas de queso orgánico
>
> Tomates troceados
>
> Cebollas troceadas
>
> Pimientos troceados
>
> Champiñones
>
> Espinacas troceadas
>
> 2-3 onzas (56-85 gramos) de jamón cocido o beicon de pavo o 2-3 tiras de beicon sin nitritos cocinado
>
> 1-2 cucharadas de mantequilla ecológica

Cocine los huevos y las verduras en mantequilla como en la receta anterior, y antes de servir añada, si lo desea, el queso o el aceite (los hombres normalmente necesitarán 3 cucharadas de aceite por comida, y las mujeres de 2 a 2 ½ de cucharadas). Sírvalo con jamón, beicon de pavo o beicon sin nitritos (limite a 1 a 2 veces por semana). 1 ración.

3 – Salmón ahumado y aguacate

1 aguacate pequeño, cortado en cuñas

2 a 4 tiras de salmón ahumado

Sal del Himalaya

ES UN HECHO

Es mejor utilizar aceite de oliva como aliño o añadirlo después de cocinar. Calentar el aceite de oliva causa oxidación, lo cual no queremos.

Envuelva las cuñas de aguacate con las tiras de salmón. Sazone con sal del Himalaya. (Como alternativa, puede convertirlo en un sándwich poniendo el aguacate y el salmón ahumado, junto con rodajas de tomate, de cebolla, y pimienta negra en 1-2 rebanadas de pan de semillas). 1 ración.

4 – Tortitas de calabaza

Tortitas:

1 taza de puré de calabaza

¼ taza de mantequilla ecológica fundida

1 taza de queso crema

½ cucharadita de especias para tarta de calabaza

1 taza de harina de coco

Aceite de coco o mantequilla ecológica

2 huevos camperos orgánicos

2 cucharadas de Stevia

Sirope:

1 taza de frambuesas o fresas

4 cucharadas de mantequilla ecológica

Mezcle en un bol calabaza, queso crema, harina de coco, huevos, Stevia, mantequilla ecológica fundida y las especias para pastel de calabaza, y déjelo reposar durante 20 minutos. Caliente el aceite de coco o la mantequilla ecológica en una sartén a fuego medio. Cuando esté caliente, rocíe la mezcla sobre la sartén. Cocine hasta que se formen pequeñas burbujas. Voltee y cocine hasta que el segundo lado esté de color café.

Haga un sirope cociendo a fuego lento las bayas con mantequilla ecológica hasta que las bayas comiencen a soltar sus jugos. Para formar unas 10 tortitas. Dos tortitas se considera una ración con ¼ de taza de bayas y 1-2 cucharadas de mantequilla.

5 – Batido de bayas

> 6-8 onzas (17-23 cl) de leche de almendra baja en azúcar o leche de coco
>
> 1 cucharada de mantequilla de almendra, de nuez de macadamia o de pacana
>
> 1 cucharada de proteína de clara de huevo o 1 cucharada de proteína de colágeno hidrolizada o 1 cucharada de proteína vegetal fermentada
>
> 1 cucharada de aceite TCM en polvo o aceite de coco
>
> ¼ de cucharada de Stevia
>
> ¼ de bayas congeladas

Ponga todos los ingredientes en una batidora y procese hasta que estén batidos. Si utiliza bayas frescas en lugar de congeladas, añadas unos cubitos de hielo al final, y procese hasta que el hielo esté picado. 1 ración.

6 – Batido de chocolate

Este batido sabe a un postre de chocolate y crema de cacahuate.

> 6-8 onzas (17-23 cl) de leche de almendra baja en azúcar o leche de coco
>
> 1 cucharadita de cacao en polvo sin azúcar
>
> ¼ a ½ de Stevia
>
> 1 cucharada de proteína en polvo
>
> 1 cucharada de mantequilla de almendra, de crema de cacahuate orgánica o nuez de macadamia
>
> 1 cucharada de aceite TCM en polvo o líquido

Ponga todos los ingredientes en una batidora y procese hasta que estén batidos. Añada hielo hasta lograr el espesor deseado. 1 ración.

7 – Cereales de coco y nuez

Sirva estos cereales con leche de almendra o de coco sin azúcar. Guarde el sobrante en una bolsa reutilizable y manténgalo en el refrigerador.

> 3 tazas de coco rayado sin azúcar
>
> 1 taza de nueces picadas finamente
>
> 1 cucharada de extracto de vainilla
>
> ½ cucharadita de Stevia
>
> 1 cucharada de canela
>
> ½ cucharadita de sal marina o sal del Himalaya (opcional)

Precaliente el horno a 300º F (150º C). Ponga el coco y las nueces sobre una hoja de papel de horno. Rocíe con la vainilla y mueva. Hornee hasta que esté ligeramente marrón. Saque del horno, y rocíe con Stevia, canela y sal, si la usa. Mueva hasta que esté bien mezclado. Tamaño de la ración: ½ a 1 taza.

9 – *Café de la Zona Keto*

¾ de café recién hecho (idealmente, de una sola fuente)

1 cucharada de aceite TCM en polvo

¼ de cucharadita de Stevia

1 cucharada de aceite de aguacate o mantequilla ecológica

½ a 1 cucharadita de cacao en polvo sin azúcar (opcional)

Ponga todos los ingredientes en una batidora, y procese hasta que esté suave y espeso. Alternativamente, puede añadir y mover el aceite, mantequilla, Stevia y cacao en polvo, si lo usa, a una taza de café caliente. 1 ración.

ALMUERZOS

1 – *Ensalada con proteína*

Ensalada:

3-6 onzas (85-170 gramos) de pollo cocinado, bistec, pavo o salmón (3-4 onzas o 85-113 gramos para mujeres, y 4-6 onzas o 113-170 gramos para hombres)

Lechuga romana, o rúcula, o brotes verdes, o espinacas

Pepinos

Tomates

Apio

3-4 cucharadas de aliño de aceite y vinagre (ver siguiente receta) o aliño comprado de aceite y vinagre hecho sin aceite de semilla de soja

Queso orgánico rallado (rotar el queso cada 3 días)

Poner los brotes verdes y las verduras en un bol o plato de ensalada. Añadir la proteína cocinada y cortada en tiras. Añadir el aliño y el queso, si se usa. 1 ración.

Aliño de aceite y vinagre:

¼ de taza de vinagre de manzana

¾ de taza de aceite de oliva virgen extra prensado en frío
o aceite de aguacate

Jugo de cebolla al gusto

Jugo de ajo al gusto

Orégano al gusto

Sal y pimienta al gusto

Mezclar el aceite y el vinagre en un bol pequeño, o poner en un bote de cristal con tapa y mover hasta que se mezcle. Añadir el jugo de cebolla, de ajo, orégano, sal y pimienta, y volver a mover. Normalmente se necesitan 3-4 cucharadas de aliño en una ensalada. Para 1 taza.

2 – Ensalada de pollo

3-4 cucharadas de mayonesa de aceite de oliva o mayonesa de aceite de aguacate de una tienda de dietética
(sin semilla de soja o aceite de colza)

Apio picado

Cebollas picadas

Pepinillos picados que no sean dulces

Queso crema jalapeño

3-6 onzas (85-170 gramos) de pollo asado, picado o des-
menuzado (3-4 onzas o 85-113 gramos para mujeres, y
4-6 onzas o 113-170 gramos para hombres)

Sal y pimienta y otras especias al gusto

Combine todos los ingredientes en un recipiente mediano, y mueva para mezclar bien. Sirva solo o con una ensalada verde sobre pan de semillas. 1 ración. (La mayonesa normalmente solo contiene 10 gramos de grasa por cucharada, y el aceite de oliva contiene 13,5 gramos de grasa por cucharada).

3 – *Ensalada de atún* tongol

> 3-4 cucharadas de mayonesa de aceite de oliva o mayonesa de aceite de aguacate
> Pacanas, almendras o nueces
> Tomate
> Aguacate
> Lechuga
> Cebolla picada
> Apio picado
> 1 lata (5 onzas o 140 gramos) de atún *tongol* al natural (atún bajo en mercurio), sin el agua
> Queso crema jalapeño o cebollino (opcional)

> **ES UN HECHO**
>
> El refrigerador es el mejor lugar para guardar frutos secos, para evitar moho y una textura chiclosa.

Combine todos los ingredientes en un recipiente mediano. Sirva solo o con una ensalada verde sobre pan de semillas. 1 ración.

4 – *Sopa de pollo y verduras*

Utilice cualquier verdura que le guste (brócoli, judías verdes, col, apio, cebolla, pimientos, ajo, champiñones, espinacas, tomate, acelgas, y col rizada) mientras no contengan fécula. Guarde los restos en el refrigerador. Para 3-4 raciones. Si durante el día siente mareo, esta sopa normalmente ayudará mucho.

> 1 pollo (3-4 libras o 1,5-1,8 kilos) de pollo de granja, sin piel
> Caldo de pollo orgánico (suficiente para cubrir el pollo)
> Ajo a rodajas

Cebollas a rodajas

Apio picado

Judías verdes

Champiñones

Brócoli picado

6-8 cucharadas de aceite de oliva virgen extra prensado en frío (o 3-4 cucharadas de aceite de oliva y 3-4 cucharadas de mantequilla ecológica)

Sal del Himalaya

Cilantro picado (opcional)

Ponga el pollo, el caldo de pollo, el ajo y las cebollas en una olla de cocción lenta. Cocine a fuego bajo durante unas horas. (También puede cocinar en una olla grande sobre el fuego. Lleve a ebullición y cocine durante 1 hora y 15 minutos, y después reduzca el fuego para que hierva a fuego bajo). Añada las verduras restantes, el aceite y la sal 15 minutos antes de servir para que las verduras no estén correosas. Para servir, aparte el pollo y ponga pedazos en platos de sopa, y vierta el caldo por encima. Ponga el cilantro picado, si lo usa. Para ahorrar tiempo de cocinado, también puede cortar el pollo en trozos y hervir durante 30 a 40 minutos.

5 – Burrito de hamburguesa
Sirva este burrito de hamburguesa con una ensalada con frutos secos y aguacate (si lo desea) y aliño de aceite y vinagre (receta en la página 226).

3-6 onzas (85-170 gramos) de hamburguesa orgánica, cocinada (3-4 onzas o 85-113 gramos para mujeres, y 4-6 onzas o 113-170 gramos para hombres)

Hojas de lechuga romana

Tomate a rodajas

Cebolla a rodajas

Mostaza

2 cucharadas de mayonesa de aceite de oliva o mayonesa
de aceite de aguacate

Rodajas de aguacate (opcional)

1-2 rebanadas de queso orgánico (opcional)

Ponga la hamburguesa cocinada sobre las hojas de lechuga y ponga encima el resto de ingredientes. 1 ración.

ES UN HECHO

En un bol pequeño bata con fuerza una yema de huevo, 1 cucharada de mostaza Dijon, ¾ de taza de aceite de oliva virgen extra, 1 cucharada de jugo de limón, 1 cucharada de vinagre de manzana, ¼ de cucharadita de sal, y 1 cucharadita de ajo en polvo hasta que emulsione y esté suave.

---

6 – *Sándwich sobre pan de semillas*

Ponga ensalada de pollo o ensalada de atún sobre pan de semillas. Puede sustituir por 3-6 onzas (85-170 gramos) de pollo, pavo, pescado o res. Añada una ensalada aparte si lo desea, con 2-3 cucharadas del aliño de aceite de oliva y vinagre de manzana.

7 – *Ensalada de tomate y mozzarella*

1 ½ tazas de rodajas de tomate

8-10 onzas (225-285 gramos) de bolas de burrata (hechas
de mozzarella y crema)

¼ de taza de hojas de albahaca picadas

Aceite de oliva virgen extra prensado en frío

Sal y pimienta al gusto

Ajo picado (opcional)

Vinagre balsámico (opcional)

Ponga los tomates y el queso en un plato, rocíe con albahaca y el aceite de oliva. Añada sal y pimienta, y rocíe con ajo, si lo usa. También puede rociar con una pequeña cantidad de vinagre balsámico. 1 ración.

CENAS

1 – Ensalada de gambas

Sirva las gambas con verduras que le gusten, como espárragos, judías verdes y brócoli con mantequilla. Añada una ensalada aparte si lo desea.

2 cucharadas de mantequilla ecológica

3-6 onzas (85-170 gramos) de gambas salvajes (no de piscifactoría) peladas (3-4 onzas o 85-113 gramos para mujeres, y 4-6 onzas o 113-170 gramos para hombres)

1 diente de ajo, picado

Jugo de ½ limón

1-2 cucharadas de aceite de oliva virgen extra prensado en frío (opcional)

Sal y pimienta al gusto

Caliente la mantequilla en una sartén grande a fuego medio. Cuando se funda, añada las gambas y cocine hasta que estén rosadas y hechas, de 2 a 3 minutos. Añada el ajo, la sal, pimienta y el jugo de limón, y cocine 1 minuto. Rocíe con aceite de oliva después de cocinar, si lo usa. 1 ración.

2 – *Cena de entrecot*

Ase a la parrilla 3-6 onzas (85-170 gramos) de entrecot alimentado con pasto (3-4 onzas o 85-113 gramos para mujeres, y 4-6 onzas o 113-170 gramos para hombres) a baja temperatura hasta que la carne esté hecha. Puede poner encima del entrecot 1 cucharada de mantequilla ecológica cuando esté listo para sacarlo del grill o el horno, o añada mantequilla a un plato aparte de verduras. La carne sobrante puede guardarla en el refrigerador para el almuerzo del día siguiente. Añada una ensalada aparte. Puede añadir ½ a 1 taza de brócoli cocinado, con 1-2 cucharadas de mantequilla orgánica por encima o 1-2 cucharadas de aceite de oliva virgen extra prensado en frío.

3 – *Salteado*

1-2 cucharadas de mantequilla orgánica, mantequilla clarificada o aceite de coco

3-6 onzas (85-170 gramos) de res, gambas o pollo (3-4 onzas o 85-113 gramos para mujeres, y 4-6 onzas o 113-170 gramos para hombres)

Verduras chinas (brócoli, judías verdes, col troceados, *bok choy* picado, cebolla picada, pimientos picados, ajo picado, champiñones en rodajas)

1-2 cucharadas de aceite de oliva virgen extra prensado en frío

Salsa de ajo y chili

Caliente la mantequilla en una sartén grande a fuego medio. Cuando se funda, añada la carne y cocine hasta que esté casi hecha. Añada verduras y cocine hasta que estén blandas. Rocíe con aceite de oliva o de aguacate antes de servir. Sirva con la salsa de ajo y chili. 1 ración.

4 – Alitas de pollo picantes

Ase a la parrilla alitas de pollo orgánicas y de campo (3-4 onzas o 85-113 gramos para mujeres, y 4-6 onzas o 113-170 gramos para hombres) a fuego bajo hasta que estén hechas. Sirva con guacamole, salsa Tabasco picante, o salsa *ranch* con aceite de oliva o aliño de queso azul (2 cucharadas por ración) y palitos de apio. Puede añadir una ensalada aparte si lo desea.

5 – Ensalada de aguacate

    1 aguacate grande (8-12 onzas o 225-300 gramos), troceado

    ½ taza de tomate troceado

    2 cucharadas de nueces troceadas

    ¼ de taza de queso feta a trozos

    1 diente de ajo, picado

    2 tazas de espinacas, troceadas

    ¼ de taza de albahaca

    Aliño de aceite y vinagre (ver página 226)

    Sal y pimienta al gusto

Combine todos los ingredientes en un bol y mezcle bien. Si quiere añadir proteína extra, añada trozos de pescado cocinado, gambas, pollo o bistec (3-4 onzas o 85-113 gramos para mujeres, y 4-6 onzas o 113-170 gramos para hombres). 1 ración.

6 – Salmón al grill con espinacas

Salmón:

3-6 onzas (85-170 gramos) salmón salvaje (3-4 onzas o 85-113 gramos para mujeres, y 4-6 onzas o 113-170 gramos para hombres)

Aceite de oliva virgen extra prensado en frío

2 dientes de ajo picados, divididos

Chili en polvo

Sal y pimienta al gusto

Jugo de ½ limón

1-2 cucharadas de mantequilla ecológica (opcional)

Espinacas:

1-2 cucharadas de mantequilla ecológica

1 bolsa (5 onzas o 140 gramos) de espinacas baby

1-2 cucharadas de aceite de oliva virgen extra prensado en frío

Para preparar el salmón, unte el salmón con el aceite de oliva y ponga encima la mitad del ajo picado. Rocíe con el chili en polvo, la sal y la pimienta. Ase a fuego medio hasta que el pescado se haga lascas fácilmente con un tenedor. Aparte del fuego y rocíe con el jugo de limón. Si lo desea, ponga mantequilla encima del salmón.

Para preparar las espinacas, caliente la mantequilla en una sartén grande a fuego medio. Añada las espinadas y cocine hasta que se ablanden. Añada el resto del ajo y cocine 1 minuto más. Rocíe las espinacas con el aceite de oliva antes de servir. 1 ración.

APERITIVOS

1 – Chocolate

Chocolate negro (85% o más de cacao): Coma de 2 a 3 cuadritos (¼ de tableta) diariamente, si lo desea. A mí me gusta comer 1-2 cuadritos de chocolate negro intenso Ghirardelli (86% de cacao).

2 – Mezcladito

Frutos secos (macadamia, pacanas, almendras, nueces), pedazos pequeños chocolate negro al 85% o más de cacao, y copos de coco sin azúcar. Guardar en bolsas en el refrigerador. Un puñado cada vez es una buena ración.

3 – Apio con salsa

Sirva palitos de apio con guacamole, queso crema (con jalapeño o cebollino), o cremas de frutos secos.

4 – Pan de semillas casero

> 3 cucharadas de semillas de chía molidas
>
> 3 cucharadas de plántago molidas
>
> ¾ de taza de semillas de girasol
>
> ¾ de taza de semillas de lino
>
> 1 taza de semillas de cáñamo molidas
>
> ¾ de taza de semillas de calabaza molidas
>
> 1 cucharadita de sal
>
> ½ cucharadita de Stevia (1 bolsita)
>
> 1 ½ tazas de agua

1 ½ cucharadas de aceite de coco, líquido

1 ½ cucharadas de mantequilla clarificada, líquida

Combine todas las semillas, sal y Stevia en un bol grande y mezcle bien. En un bol pequeño mezcle el agua, el aceite de coco y la mantequilla. Derrame la mezcla líquida sobre la mezcla de semillas, agite bien, y después deje reposar de 2 a 3 horas. Precaliente el horno a 350º F (175º C). Cubra con papel de horno una bandeja de horno. Ponga la mezcla en la bandeja, y hornee durante 20 minutos. Voltee el recipiente y hornee otros 50 o 60 minutos.

POSTRES

1 – *Pudding helado de limón*

½ taza de jugo de limón

1-2 cucharaditas de Stevia (equivalente a 1 taza de azúcar de pastelería)

½ taza (1 barra) de mantequilla ecológica

2 cucharaditas de gelatina en polvo sin sabor

4 huevos camperos orgánicos

Combine todos los ingredientes en una cacerola. Caliente a fuego lento hasta que la mezcla comience a hervir (no deje hervir). Deje que se enfríe un poco, y después póngalo en recipientes más pequeños o bandejas para cubitos de hielo, y congele. Coma como helado en raciones de ½ taza.

2 – *Brownies con textura de caramelo*

Brownies:

½ taza (1 barra) de mantequilla ecológica, fundida

1-2 cucharaditas de Stevia (equivalente a 1 taza de azúcar de pastelería)

1 taza de cacao en polvo sin azúcar

4 huevos camperos orgánicos

1 cucharadita de extracto de vainilla

¼ de cucharadita de sal marina

Cobertura:

6 cucharadas de mantequilla ecológica, ablandada

½ a 1 cucharadita de Stevia (1-2 bolsitas)

1 cucharadita de extracto de vainilla

1/3 de taza de cacao en polvo sin azúcar

¼ de taza de nata para montar orgánica

Sal marina (opcional)

Mantequilla ecológica

Para preparar los brownies, precaliente el horno a 325º F (160º C). Cubra con papel de horno una bandeja cuadrada, y unte el papel con mantequilla. Combine todos los ingredientes en un bol grande, y mueva hasta que estén suaves. Eche la mezcla en la bandeja, y hornee 20 minutos.

Para preparar la cobertura, mezcle la mantequilla, Stevia y cacao con una batidora eléctrica de mano a velocidad media hasta que estén mezclados. Añada la crema poco a poco, y siga batiendo hasta que esté suave y cremosa. Incorpore la vainilla. Extienda sobre los brownies en la bandeja. Rocíe la cobertura con la sal marina, si la usa. Corte en 9 cuadrados.

3 – *Bolas de chocolate y mantequilla*

½ taza de mantequilla ecológica

¼ de taza de aceite de coco

½ taza de mantequilla de coco

3 cucharadas de cacao en polvo sin azúcar

½ a 1 cucharadita de Stevia

Combine todos los ingredientes en una batidora, y procese hasta que estén suaves. Haga bolitas pequeñas y métalas en el refrigerador a enfriar.

4 – Helado de chocolate

1 cucharada de cacao en polvo sin azúcar

1 cucharadita de Stevia (2 bolsitas)

4 onzas (113 gramos) de nata para montar

1 cucharada de mantequilla de almendra

1 cucharada de aceite TCM en polvo

Combine todos los ingredientes en una batidora, y procese hasta que estén suaves. Póngalo en un bol o recipiente para congelar. Cubra. Enfríe o congele. (Más adelante, cuando llegue a su peso ideal puede añadir ½ taza de helado de vainilla, que contiene 8 gramos de carbohidratos por ración).

BEBIDAS

Beba unas 8 onzas (2 litros) de agua en varios momentos del día. Las mejores opciones son agua alcalina, de manantial, filtrada o con gas. Agua con una rodaja de limón o lima está bien, con un chorrito de Stevia líquida o fruta del monje (*lo han guo*) si lo desea.

Otras bebidas incluyen café, té verde, té negro, y algunas leches de frutos secos seleccionadas (leche de almendra y leche de coco). El café de la Zona Keto con aceite TCM en polvo y mantequilla ecológica o aceite de aguacate es una de mis favoritas. También es una buena opción añadir cacao negro en polvo (1 cucharadita) y Stevia (½ cucharadita).

Asegúrese de evitar todas las bebidas que contengan edulcorantes artificiales o incluso azúcares naturales, pues le sacarán de la Zona Keto.

Una alternativa láctea en cualquier bebida o receta puede ser la crema de coco, que es más espesa, más rica y más dulce que la leche de coco. La crema que sube hasta la parte superior de una lata de leche de coco es la crema de coco.

Que todo lo que come y bebe le mantenga donde usted quiere estar: en medio de la Zona Keto.

"Con mi número LCC en mano, me siento en control de mi vida y de mi peso".
—*Dawn*

CAPÍTULO 16

DESCUBRA SU NÚMERO LCC PARA MANTENER SU PESO IDEAL

LISA NECESITABA ADELGAZAR UNAS 30 LIBRAS (13 kilos), pero quería perder después de eso 10-15 libras más (4,5-7 kilos). Tenía su meta *necesaria* y después su meta *soñada*. Creo que estaba más motivada por sus metas soñadas, pero si las alcanzaba, también alcanzaría todas sus metas necesarias.

Casi con cuarenta y cinco años de edad, con un contorno de cintura de 39 pulgadas (99 centímetros), ella sabía por nuestras conversaciones que era sensible a los carbohidratos y también resistente a la insulina. Yo suponía que también estaban llamando a la puerta el síndrome metabólico o la prediabetes, pero los resultados de sus análisis estaban pendientes. Yo tenía confianza en que la dieta de la Zona Keto corregiría eso sin tener que abordarlo al comienzo.

"Me he estado preguntando por qué mi peso sigue aumentando regularmente sin importar lo que haga, de modo que esto tiene todo el sentido", explicó ella. "Mi esposo y yo estamos vaciando la despensa y después iremos de compras este fin de semana".

El hecho de que ella entendía lo que su cuerpo estaba haciendo y lo que necesitaba le dio un gran consuelo y paz mental. La proporción en los alimentos de un 70% de grasas con un 15% de proteínas y un 15% de carbohidratos de verduras verdes era nuevo para ella, pero se lo tomó con calma. Estaba más que lista para comenzar.

Unos meses después, Lisa y su esposo pasaron por mi consulta, y ambos lucían muy bien. Supuse que ella estaba cerca de cumplir su primera meta.

"Juntos hemos perdido casi 50 libras (23 kilos)", dijo ella enfáticamente, "pero tengo una pregunta que no hemos podido resolver".

"Muy bien", respondí yo. "Los dos van muy bien y han dominado el proceso de perder peso. ¿Cómo puedo ayudar?".

"Cuando comenzamos, éramos muy diligentes en mantener la ingesta de carbohidratos cada día en 20 gramos o menos", explicó ella. "A medida que perdíamos peso, cuando llevábamos unos dos meses, nos relajamos un poco con la dieta y comíamos más de los alimentos saludables que contenían más carbohidratos, y eso nos llevó por encima de los 20 gramos por día. Aún seguimos perdiendo peso, pero sin embargo los dos comemos unos 50 gramos de carbohidratos por día".

> ## ES UN HECHO
> En tres días estamos, por lo general, en la Zona Keto, pero puede tomar meses librarnos del deseo de comida basura.

"¿Está descendiendo el ritmo de pérdida de peso?", pregunté.

"Sí, así es", dijo su esposo. "Yo perdía unas dos libras (1 kilo) por semana cuando comenzamos, y diría que ahora estoy perdiendo media libra (225 gramos) por semana".

"Yo igual", añadió Lisa.

"Entonces están muy cerca de su número límite de carbohidratos ketogénicos (LCC)", les expliqué. "Supongo que su LCC estará en torno a 75 gramos por día. Cuando alcancen ese número, cualquiera que sea, y se detenga la pérdida de peso, recuerden ese número. Comer por encima de ese número normalmente significará subida de peso, y comer por debajo usualmente significará pérdida de peso. ¡Felicitaciones! Han descubierto su LCC".

EL PODER DE CONOCER SU LCC

La pérdida de peso se maximiza con la baja cantidad de carbohidratos de 20 gramos por día. Aunque Lisa y su esposo seguían bajando de peso al comer 50 gramos de carbohidratos por día, la velocidad de la pérdida de peso con 20 gramos era mucho mayor.

Algo hermoso sobre nuestro cuerpo es que todos tenemos nuestro propio número incorporado que es el umbral en torno al cual podemos crear la vida que queremos. Mientras más saludables nos volvemos, como al volver a sensibilizar a nuestro cuerpo a los carbohidratos y disminuir la resistencia a la insulina, más elevado será, por lo general, nuestro número.

Específicamente, su número LCC es, por lo general, el resultado de varios factores, entre los que se incluyen:

- Alimentos que ha comido hasta este punto
- Estado actual de salud y peso
- Edad
- Nivel de ejercicio
- Historial genético
- Problemas hormonales
- Género
- Medicación

Su número LCC aumentará un poco a medida que vaya perdiendo peso y su salud general mejore. Otro factor importante es el ejercicio y la medicación, pero usted no puede hacer nada con respecto a algunos de los otros factores.

Cuando conoce su LCC, ya sea 50, 75 o 100 gramos, sabe exactamente cómo está formado su cuerpo. Puede planear las comidas y ajustar las cosas como sea necesario, mientras a la vez su peso está exactamente donde usted quiere que esté.

Su LCC es su combinación secreta. Es su número para la salud, hormonas del apetito equilibradas, y un peso que está bajo su control. Es su número que controla todos los otros números, como sus cifras de LDL, HDL y triglicéridos.

Conocimiento es poder, en especial cuando se trata de su número LCC. Usted no solo tiene poder sobre su peso, sino también paz mental. Sabe exactamente lo que se necesita para perder peso, en cualquier momento que quiera. ¡Usted tiene el control!

Cualquier obstáculo relacionado con el peso que pueda haber estado antes en su camino, ahora ya no está. Un estilo de vida saludable, y todo lo que conlleva, desde la cabeza hasta los pies, es ahora suyo.

Básicamente, su número LCC es su ticket hacia la vida que quiere tener.

CÓMO DESCUBRIR SU LCC

Descubrir su LCC es fácil. De hecho, usualmente lo descubrirá por accidente, lo esté buscando o no.

La dieta de la Zona Keto comienza con 20 gramos de carbohidratos por día a propósito porque es un número que está muy por debajo de que necesita la mayoría de las personas para perder peso. Comenzar con 20 gramos de carbohidratos es ideal debido a lo que significa para usted, lo cual incluye:

- Pérdida de peso más rápida
- Entrada más rápida en la Zona Keto
- Limpieza más rápida del sistema
- Camino más rápido hacia la salud
- Velocidad más rápida para alcanzar sus metas

Tras pasar de cuatro a ocho semanas en la Zona Keto, su número LCC está listo para ser revelado. Quizá no sabe cuál es en este instante, pero debería ser lo suficientemente estable para poder identificarlo.

Ha estado comiendo 20 gramos de carbohidratos a la vez que ha perdido peso regularmente. Para descubrir su número límite de carbohidratos ketogénicos (LCC), comience a aumentar su ingesta diaria de carbohidratos en 10 gramos cada semana. (Si quiere seguir perdiendo peso, manténgase en los 20 gramos de ingesta diaria de carbohidratos hasta que haya perdido todo el peso que quiere, y después eleve los carbohidratos cada semana en 10 gramos para encontrar su LCC). Añada humus, diversos frijoles y algo de fruta para llegar a su número LCC en lugar de añadir granos, papas o exceso de lácteos. Si el queso no le afecta negativamente, entonces puede consumir queso.

> ### ES UN HECHO
>
> Si introduce otra vez todos los carbohidratos que comía antes, al final recuperará todo el peso perdido.

Al mismo tiempo, vigile con atención sus ketonas.

Con este aumento lento en la ingesta de carbohidratos, seguirá perdiendo peso, pero mucho más lentamente, y podrá discernir la lectura más precisa de su número LCC.

Durante este proceso, habrá estado en la Zona Keto más tiempo que el de la ventana de un mes de duración en la cual las tiras de orina pueden medir sus niveles de ketona. Para obtener lecturas precisas de ketona en este punto, necesitará utilizar el analizador de aliento de ketona o un monitor de ketona en la sangre. Algunas personas intentan descubrirlo basándose en síntomas, como si ha cesado la pérdida de peso, y aunque eso es bastante preciso, medir sus niveles de ketona le ayudará a estar seguro de cuál es su número.

Al aumentar los carbohidratos que ingiere, notará que sus niveles de ketona disminuyen un poco las primeras semanas. Entonces, tras aumentar los carbohidratos diariamente en 10 gramos durante un par de semanas, llegará a un punto en el que las ketonas están en cero. La pérdida de peso se detuvo.

¡Felicitaciones! Ha descubierto su número LCC (límite de carbohidratos ketogénicos).

Cuanto tenga a mano su número LCC, como sigue trabajando para perder peso, vuelva a su ingesta de carbohidratos de 20 gramos por día. Verá que sus ketonas vuelven a 0,5 a 5 milimolares, y volverá a estar profundamente en la Zona Keto, quemando grasa de modo tan rápido e intenso como antes.

¿QUÉ VIENE A CONTINUACIÓN?

Conocer su número LCC es todo un logro. Ha sido un número esquivo que ha controlado cada plan para perder peso que usted ha seguido, y también ha desempeñado un papel importante en cada plan de ejercicio y todas las resoluciones de Año Nuevo que se ha propuesto de comer sano.

Hasta este momento le ha controlado, pero ahora se han cambiado las tornas. Ese número misterioso es conocido ahora. Es su número LCC, y eso significa el final de todos los controles externos o desconocidos. Es usted quien está a cargo. Usted tiene el control.

Armado con su número LCC, le sugiero que siga con la dieta de la Zona Keto hasta que haya alcanzado su peso ideal.

Quizá se pregunte: ¿Cuánto tiempo puedo mantenerme en la Zona Keto? La respuesta es muy fácil: manténgase en la Zona Keto todo el tiempo que quiera.

Manténgase profundamente en la Zona Keto hasta que haya quemado toda la grasa extra y esté en su meta de peso ideal. En ese punto tiene básicamente tres opciones a considerar:

1. Mantenerse en un estado de ketosis moderada: saludable, con todos los beneficios de la Zona Keto, y con control del peso.
2. Pasar a una dieta antiinflamatoria: más opciones de comida sana, y con conocimiento de su LCC podrá controlar su peso (consulte la dieta bosquejada en mi libro *Deje que los alimentos sean su medicina*).
3. Volver a comer lo que solía comer: lo más probable es que dé como resultado que vuelva a recuperar el peso que perdió, sin mencionar los efectos adversos para la salud.

Basándose en todo lo que ha aprendido hasta este punto, usted no le recomendaría a nadie la tercera opción. Yo tampoco.

La segunda opción es estupenda, saludable, y sin duda un plan de salud viable a largo plazo que le permite mantener su peso a la vez que le proporciona muchas más opciones de alimentos. Su número LCC será una herramienta muy útil para ayudarle a administrar los carbohidratos saludables (arroz integral, batatas, frijoles, guisantes, lentejas y humus con su índice glicémico menor, lo cual significa menos insulina) que consume en esta dieta antiinflamatoria. Yo lo recomiendo para muchas personas, especialmente a jóvenes, familias, y adolescentes que están creciendo y necesitan una pequeña cantidad de carbohidratos saludables. Siempre puede regresar a la dieta de la Zona Keto; el viaje de regreso será bastante agradable.

La primera opción, mantenerse en un estado de ketosis moderada, es la más saludable de todas. Una de mis pacientes, una dulce abuela de sesenta años, vino a mi consulta con un cáncer de mama avanzado en etapa 4 y con metástasis que también había llegado a sus costillas, esternón y espina dorsal. Con ese diagnóstico, normalmente solo queda un breve periodo de vida.

¡Eso fue hace más de dos años! Ella comenzó inmediatamente la dieta de la Zona Keto, y aunque la dieta de la Zona Keto no es una cura para todas las enfermedades, sin duda alguna ha sido la piedra angular para la salud de esta señora. Sus exámenes PET ahora muestran que no hay enfermedad activa. Acerca de la dieta de la Zona Keto, ella exclama rápidamente: "Este es el programa dietético más fácil que he seguido nunca. Estoy muy satisfecha. Siempre comeré de este modo". Yo supondría que tiene muchos más años de vida por delante, para gran deleite de ella misma y de sus nietos.

Mantenerse en la Zona Keto, justamente al borde de lo que es un estado muy moderado de ketosis, es también el lugar que le da el mayor control sobre su peso.

> **ES UN HECHO**
>
> Tras alcanzar su meta de peso, consuma carbohidratos y féculas en pequeñas cantidades (aproximadamente del tamaño de una pelota de tenis) en la noche. Por lo general, su sueño mejorará al aumentar los niveles de serotonina.

TRES PASOS PARA MANTENERSE EN LA ZONA KETO A LARGO PLAZO

Por fortuna, puede aferrarse a todos estos beneficios increíbles que ha descubierto en la Zona Keto. Puede seguir viviendo la vida con la misma energía sin límite, jovialidad, alerta, memoria, enfoque y placer por la vida. Todo esto, desde luego, sin tener antojos de alimentos y hormonas del apetito descontroladas.

Mantenerse en la Zona Keto a largo plazo es un fácil proceso de tres pasos:

PASO 1: REGRESE A SU NÚMERO LCC

Cualquiera que sea su número LCC, aumente su ingesta de carbohidratos hasta que haya llegado a esa cifra. Para la mayoría de las personas es un número entre 50 y 100 gramos de carbohidratos por día.

Aumente los carbohidratos añadiendo otros alimentos saludables, como frijoles, guisantes, humus, lentejas, semillas, frutos secos, queso, yogurt natural, y frutas de bajo glicémico que tengan carbohidratos suficientes para llegar a su número LCC. No demasiado, solo lo suficiente. (Ver el apéndice B para una lista de carbohidratos saludables que puede consumir para encontrar su LCC).

> **ES UN HECHO**
>
> Cada paso hacia adelante es un paso en la dirección correcta.

PASO 2: APUNTE JUSTO POR DEBAJO DE SU NÚMERO LCC

Querrá mantenerse en un punto justo por debajo de su número LCC. Encuentre su número y después auméntelo un poco. Si descubre que 75 gramos de carbohidratos por día es su número LCC, entonces establezca 70 gramos como su nuevo objetivo. Este es su número a largo plazo que le permitirá mantenerse en la Zona Keto y disfrutar de todos los beneficios que ha llegado a amar tanto.

Técnicamente, este es un estado moderado de ketosis. Usted se está moviendo dentro de la Zona Keto. Sobrepase el límite diario de carbohidratos, y probablemente saldrá de la Zona Keto, pero mantenga limitados los carbohidratos y permanecerá en la Zona Keto. Es establecer un equilibrio, pero usted lo dominará enseguida.

Cuando llegue a su peso ideal, le recomiendo que se pese diariamente. Si su peso comienza a aumentar lentamente, es el momento de situarse por debajo de su número LCC para perder el peso sobrante.

PASO 3: VIVA LA VIDA COMO ESCOJA

No solo alcanzará sus metas de pérdida de peso, sino que también tendrá un sistema demostrado que impacta positivamente su vida también de incontables maneras. Después de todo, mantener su buena salud es mucho más fácil cuando está en su peso ideal.

La vida es diferente en este punto, y querrá mantener cada beneficio para la salud de la Zona Keto. Imagine ser capaz de cerrar la puerta prácticamente a casi cada enfermedad prevenible, casi cada enfermedad relacionada con la obesidad, casi todo problema con las enfermedades del corazón, incontables enfermedades inflamatorias, y muchas otras aflicciones.

Quizá ha revertido la diabetes tipo 2, demencia temprana, hígado adiposo o una enfermedad autoinmune. Tendrá una razón bastante buena para seguir con la dieta de la Zona Keto.

Además, le encanta cómo se siente. Es un punto óptimo. Tiene claridad mental, tiene mucha energía y se siente bien.

Toda la dieta de la Zona Keto es equilibrada, saludable, e ideal para perder peso, para la salud y la longevidad. Verdaderamente es bastante increíble. Lo que tiene aquí es un estilo de vida.

CONCLUSIÓN

ALGUNAS COSAS CONCLUYEN en este punto, como métodos de dietas yoyó, intentar perder peso mientras sigue una dieta alta en carbohidratos, y tener que preocuparse por las últimas tendencias en dietas.

También se podría decir que igualmente concluye la fobia a la grasa, junto con el temor a que las yemas de huevo causen enfermedades cardíacas y que las medicinas son la única respuesta para disminuir el colesterol LDL.

También terminan los boles de helado en la noche y el consumo de azúcar a mediodía, pero basándose en lo que conoce ahora, eso es algo bueno.

Que termine lo que tenga que terminar para que pueda aferrarse a su nuevo comienzo.

Si quiere quemar cualquier exceso de peso, sabe exactamente cómo hacerlo. Ya no es un misterio, ni tampoco es un proceso doloroso.

Si tiene una enfermedad que la Zona Keto puede tratar, prevenir o manejar, ahora tiene una respuesta. Tiene esperanza.

Básicamente, es usted libre para enfocarse en construir el futuro que escoja.

Es usted libre.

Ahora, ¡disfrute!

UNAS PALABRAS FINALES PARA QUIENES TIENEN MÁS DE TREINTA AÑOS

SI USTED TIENE MÁS DE TREINTA AÑOS y no pudo alcanzar su meta en la dieta de la Zona Keto, por favor haga que sus hormonas sexuales y de la tiroides sean comprobadas y equilibradas por un médico con formación en sustitución de hormonas bioidénticas. Yo prefiero los implantes de hormonas de estrógeno y testosterona en lugar de píldoras, inyecciones y cremas. Para encontrar un médico con formación en implantes de hormonas bioidénticas, visite www.bioTEmedical.com.

APÉNDICES

Apéndice A

Dependiendo de su salud y su enfermedad, uno o más de estos suplementos y productos de la Zona Keto pueden ayudar a que vaya más rápido por el camino hacia la salud. Puede pedir sus productos Divine Health Nutritional llamando al (407) 732-6952 o visitando Shop.DrColbert.com.

SUPLEMENTOS

- Green Supremefood: Un polvo nutricional integral con hierbas fermentadas y verduras.
- Red Supremefood: Un polvo nutricional integral con frutas antienvejecimiento.
- Proteína vegetal fermentada
- Multivitamínico mejorado
- Tiras de ketosis
- Probiótico
- Chía con probióticos

PRODUCTOS DE LA ZONA KETO

Ketonas Instantáneas contienen betahidroxibutirato (BHB), un ingrediente clave que acelera el proceso de entrar en ketosis. Normalmente se necesitan de 2 días a 2 semanas para entrar en ketosis, pero Ketonas Instantáneas puede ayudarle a entrar en ketosis casi de inmediato. El sabor a coco oculta el sabor salado que hay en el BHB. Comience tomando ½ cucharada con agua o un batido, y aumente gradualmente hasta una cucharada llena por día.

Colágeno hidrolizado está compuesto por colágeno de pollo, que contiene colágeno tipo 1 pero principalmente colágeno tipo 2. A medida que envejece, su cuerpo lentamente pierde colágeno, el cual se encuentra por todo el cuerpo, incluyendo cabello, uñas, articulaciones, huesos, corazón y piel. La forma más común de dolor articular está causada por el deterioro del colágeno en el cartílago de las articulaciones, y el colágeno tipo 2 ayuda a sostener el tejido conectivo. Las articulaciones y la piel del cuerpo se reparan durante la noche, de modo que es mejor tomar de ½ a 1 cucharada en cualquier líquido 30 minutos antes de irse a la cama.

Aceite TCM en polvo está compuesto por grasas saludables que ayudan a mantener un corazón y un cerebro sanos. Cada célula de su cuerpo depende de los lípidos o grasas para sobrevivir. De hecho, el cerebro contiene más del 60% de grasas. El aceite TCM también ayuda al hígado a producir cuerpos de ketona, que pone al cuerpo en ketosis y lo prepara para quemar grasa. Tome una cucharada de aceite TCM en polvo en una taza de café en la mañana y como leche en polvo alternativa, o mézclelo en cualquier líquido caliente para evitar grumos.

Kril congelado contiene grasas esenciales como DHA y EPA, que le proporcionan al cerebro combustible cognitivo. Esta fórmula también contiene astaxantina natural, uno de los antioxidantes más potentes que pueden encontrarse y que ayuda a mantener una vista sana a la vez que neutraliza a los dañinos radicales libres. El kril son pequeños crustáceos que se sacan de la costa del Antártico.

Después son congelados inmediatamente y procesados a bordo del barco para asegurar una calidad óptima. El kril congelado entonces es encapsulado en un proceso especial con nitrógeno que mantiene su frescura, y debido a un proceso especial de doble banda, el kril no tiene olor alguno.

Fat-Zyme (enzima de la grasa) es una enzima digestiva diseñada para descomponer las grasas y las verduras. La dieta de la Zona Keto es una dieta alta en grasas y verduras saludables, y como nuestro cuerpo por naturaleza no produce grandes cantidades de lipasa, que descompone las grasas, Fat-Zyme llena este vacío.

CARBOHIDRATOS SALUDABLES PARA ENCONTRAR SU LCC

Tras haber llegado a su peso ideal, es el momento de aumentar lentamente su ingesta diaria de carbohidratos desde el punto de comienzo de la Zona Keto de 20 gramos al día. Al comienzo de cada semana, aumente su ingesta diaria de carbohidratos en un total de 10 gramos. Después de una semana tomando 30 gramos de carbohidratos al día, aumente a 40 gramos para la siguiente semana, y así sucesivamente. Cuando llegue al punto en que ni suba ni baje de peso, está en su LCC: su límite de carbohidratos ketogénicos.

Estos carbohidratos saludables son estupendos para utilizarlos a medida que va aumentando su ingesta de carbohidratos en incrementos de 10 gramos:

- Frijoles, cocinados: ¼ de taza, 10 gramos de carbohidratos
- Guisantes: ½ taza, crudos, 10 gramos de carbohidratos
- Humus: 4 cucharadas, 10 gramos de carbohidratos
- Semillas:
    - Semillas de chía: 3 cucharadas, 12 gramos de carbohidratos
    - Semillas de lino: 3 cucharadas, 9 gramos de carbohidratos

- Semillas de calabaza: ½ taza, 15 gramos de carbohidratos
- Semillas de girasol: ¼ de taza, 7 gramos de carbohidratos

- Frutos secos, naturales o tostados:
    - Almendras: ½ taza, 13 gramos de carbohidratos
    - Anacardos: ¼ de taza, 10 gramos de carbohidratos
    - Cacahuates: ¼ de taza, 7,5 gramos de carbohidratos
    - Pacanas: ½ taza, 7 gramos de carbohidratos

- Queso crema (natural): 8 onzas o 225 gramos: 9 gramos de carbohidratos
- Yogurt entero: 8 onzas o 225 gramos: 10 gramos de carbohidratos
- Frutas de bajo glicémico
    - Manzanas: ½ manzana mediana: 9 gramos de carbohidratos
    - Arándanos: ½ taza, 10 gramos de carbohidratos
    - Frambuesas: ½ taza, 9 gramos de carbohidratos
    - Fresas: 1 taza, 12 gramos de carbohidratos

Apéndice C

PARA PACIENTES DE CÁNCER AVANZADO

Para pacientes de cáncer avanzado, incluidos pacientes con enfermedades autoinmunes (que no responden a la dieta cetogénica regular), enfóquese en disminuir los alimentos que causan inflamación, porque la inflamación alimenta el cáncer. De los alimentos en la dieta de la Zona Keto, verduras y grasas no causarán inflamación (a menos que el paciente resulte ser alérgico). Eso deja fuera los alimentos proteínicos.

Concretamente de las proteínas, las carnes procesadas como pepperoni, jamón, perritos calientes, salami, salchichas e incluso beicon se sabe que causan cáncer. Algunos argumentan que las carnes rojas en general causan cáncer, pero eso no ha sido verificado.

Por lo tanto, en un esfuerzo por maximizar su lucha contra el cáncer a la vez que mantiene su cuerpo en la Zona Keto, sugiero lo siguiente:

- Mantener el consumo usual de verduras
- Mantener el consumo usual de grasas
- Ajustar la ingesta de proteína
  - Eliminar todas las carnes procesadas
  - Disminuir moderadamente la ingesta de proteínas (en lugar de 4-6 onzas o 113-170 gramos por comida

para hombres, coma 2-4 onzas o 56-113 gramos; para mujeres, en lugar de 3-4 onzas o 85-113 gramos por comida, coma 2-3 onzas o 56-85 gramos)

Para pacientes de cáncer avanzado, disminuir los alimentos inflamatorios es vitalmente importante. La proteína sigue siendo una parte necesaria de su dieta, de modo que escoja solamente alimentos que sean salvajes, orgánicos y de campo. Por ahora, necesita eliminar todas las carnes procesadas.

La dieta estándar estadounidense está llena de proteína animal, la cual es una fuente importante de ácido araquidónico (una grasa omega-6 que puede aumentar radicalmente la inflamación). El ácido araquidónico produce muchos y potentes mediadores inflamatorios, incluidos leucotrienos, tromboxanos, prostaglandinas y prostaciclinas. Los pacientes con cánceres avanzados, como cánceres en etapa 3 y etapa 4, deberían limitar alimentos que sean altos en ácido araquidónico. Entre estos alimentos se incluyen:

1. Carne roja (especialmente cortes grasos de carne roja)
2. Carne blanca (pollo, pato y aves salvajes)
3. Lácteos (cualquier leche o yogurt)
4. Huevos (la yema y no la clara, o 1 yema con 3 claras es correcto)
5. Queso (concretamente el queso duro, ya que los quesos tiernos normalmente tienen menos ácido araquidónico)
6. Ciertos pescados (bagre, tilapia y rodaballo de cola amarilla)[84]

Según el Sondeo de 2005-6 de Salud y Nutrición Nacional, estos alimentos son los principales aportadores de ácido araquidónico en la dieta estadounidense:

1. Carnes blancas (pollo)
2. Huevos
3. Res/productos de res
4. Salchichas, salchichas de Frankfurt, beicon y costillas
5. Otros pescados/platos de pescado
6. Hamburguesas
7. Cortes fríos
8. Cerdo/platos con mezcla de cerdo
9. Platos con mezcla de comida mexicana
10. Pizza (10)[85]

El Dr. Thomas Seyfried, quien ha realizado una investigación dietética considerable en ratones, ha descubierto que una dieta cetogénica ralentiza los cánceres avanzados en etapa 3 y etapa 4. Para los pacientes de cáncer en etapa 3 y etapa 4, recomiendo que disminuyan las proteínas animales hasta un 5% al 10% de sus calorías totales y aumenten la grasa del estándar del 70% al 80% de sus calorías totales. También sugiero mantener la ingesta de verduras y ensaladas de hoja verde en el 10% al 15% del total de calorías.

Décadas atrás, el Dr. T. Colin Campbell realizó estudios que mostraban que una dieta alta en proteína animal aumentaba el cáncer en sus ratones de laboratorio, pero cuando los sometía a una dieta baja en proteína animal, los cánceres disminuían significativamente de tamaño. Para más información, consulte mi libro *Deje que los alimentos sean su medicina*.

Apéndice D

PARA PACIENTES CON COLESTEROL ALTO

Si su colesterol aumenta, por cualquier motivo, la mayoría de los médicos demandarán que deje de hacer lo que esté haciendo. A pesar del hecho de que la dieta de la Zona Keto es saludable (y lo es) y de que usted esté perdiendo peso (y debería), le instarán a detener eso inmediatamente.

Recordemos que dije en el capítulo 6 que hay dos formas de colesterol LDL: de patrón A (neutro) y de patrón B (que forma placa). La dieta cetogénica puede aumentar el patrón A, pero, generalmente, disminuye el patrón B.

Para mí, mi colesterol total está normalmente en torno a 150, mi colesterol LDL está en torno a 90, y mi buen HDL está en torno a 55. Después de seis meses en la dieta de la Zona Keto, comprobé mis cifras de colesterol y descubrí que mi HDL había aumentado de 55 a 85, ¡lo cual es un salto asombroso!

Mi colesterol total pasó de 150 a 260, y mi LDL aumentó desde 90 hasta 160. Hice el análisis Lipoprofile para ver cómo se medía el LDL con el patrón neutro A y con el patrón malo B. Resulta que el aumento estaba en el patrón A, el LDL neutro, y el patrón malo B estaba bajo. Aun así, quería disminuir mi LDL porque podría haber afectado las tarifas de mi seguro.

APÉNDICE D

Si usted tiene colesterol alto y observa que su colesterol aumenta (como me pasó a mí), o simplemente quiere asegurarse de que sus cifras de colesterol no aumenten mientras está en la dieta de la Zona Keto, entonces sugiero la siguiente revisión de la dieta de la Zona Keto anteriormente bosquejada:

- Mantener el consumo usual de verduras
- Mantener el consumo usual de proteínas, pero minimizar o evitar las carnes procesadas (beicon, salchichas, etc.)
- Ajustar la ingesta de grasa
  - En lugar de una proporción de 50/50 de grasas saturadas con monoinsaturadas, cambie esa proporción a 20/80
  - Reduzca las grasas saturadas (aceite de coco, aceite de palma, mantequilla ecológica) al 20% de la ingesta diaria o unas 2 cucharadas al día
  - Elimine la piel del pollo y limite la carne roja a 3-6 onzas o 85-170 gramos cada dos días
  - Aumente las grasas monoinsaturadas, como aceite de oliva, aceite de aguacate, aceite de almendra, frutos secos (pacanas, almendras, nueces de macadamia, etc.), y aceites de frutos secos al 80% de la ingesta diaria
  - Continúe usando aceite TCM en polvo y cacao negro, que no aumentan el colesterol LDL, sino que elevan el colesterol HDL (investigadores japoneses descubrieron que los hombres que bebían cacao eran más resistentes a la oxidación del colesterol LDL).[86]
  - Tome una cucharada de semillas de chía o plántago una o dos veces al día

- Tome suplementos de bergamota (500 mg dos veces al día) o esteroles vegetales con cada comida si necesita disminuir el colesterol

Para la mayoría de las personas que hacen la dieta de la Zona Keto, su LDL normalmente disminuirá (concretamente el malo de patrón B) y su buen HDL, por lo general, aumentará. Ambos son muy buenos indicadores. Pero en caso de que necesite hacer algo más para disminuir su LDL y aumentar su HDL, seguir esta dieta de la Zona Keto ligeramente revisada, con 20/80 de grasa saturada y monoinsaturada, sin duda ayudará. (Por favor, consulte el capítulo 6 para más información).

Ahora bien, para mí, mi aumento del LDL puede haber afectado las tarifas de mi seguro, pero después de cambiar a la proporción de 20/80 de grasas saturadas y monoinsaturadas, mi HDL se mantuvo elevado en 85 y mi LDL disminuyó de 160 a 110. No está mal, y las tarifas de mi seguro no aumentaron.

Si necesita bajar sus cifras de colesterol, por cualquiera que sea la razón, mi sugerencia es que primero pierda el peso que quiera perder con la dieta de la Zona Keto, y después pase a la proporción de grasas del 20/80. Esto ayudará a ajustar sus cifras de colesterol en caso de que necesiten un ajuste. Recuerde: la composición de ácido graso de nuestras células es del 55% de grasas monoinsaturadas y solamente el 27% de grasas saturadas.

Apéndice E

PARA PACIENTES CON ENFERMEDADES AUTOINMUNES

Por favor consulte mi libro anterior, Deje que los alimentos sean su medicina, *y lea el capítulo 7 para más información y aliento para vencer las enfermedades autoinmunes.*

Los dos alimentos principales que alimentan la mayoría de las enfermedades autoinmunes son el gluten (principalmente del trigo) y los lácteos. La leche de vaca contiene proteínas que son diferentes a las que se encuentran en la leche materna. Una persona con una enfermedad autoinmune casi siempre tiene permeabilidad intestinal (intestino permeable) y, por lo general, forma anticuerpos para las proteínas de los lácteos. Sin embargo, estas proteínas no están presentes en la mantequilla clarificada. Si usted tiene una enfermedad autoinmune, deje de consumir gluten para siempre y deje los lácteos que contengan proteínas de la leche. La mantequilla ecológica contiene solamente 0,1 gramos de proteínas lácteas por cucharada, pero la mantequilla clarificada contiene 0 gramos. Si sufre una enfermedad autoinmune, deje todas las formas de lácteos (excepto la mantequilla clarificada) durante al menos seis meses, y después de ese periodo *algunos* pacientes pueden introducir una pequeña cantidad de lácteos en su dieta cada cuatro días. Si regresan los síntomas, elimine todos los lácteos a excepción de la mantequilla clarificada.

ALIMENTOS A EVITAR

La dieta de la Zona Keto es estupenda para la mayoría de las enfermedades autoinmunes, pero la siguiente es una lista de alimentos potencialmente irritantes que puede que también haya que eliminar para siempre, o brevemente durante seis meses, o al menos limitar su consumo a cada cuatro días.

1. *Solanáceas:* tomates, papas, pimentón, pimientos y berenjenas.
2. *Alimentos modificados genéticamente:* soja, aceite de semilla de soja, aceite de colza, maíz, aceite de maíz, aceite de semilla de algodón, papas, papayas, calabacín amarillo, arroz y remolacha. Aproximadamente el 50% del azúcar consumido en los Estados Unidos proviene de la remolacha azucarera. Notemos que muchas de las féculas que hay que evitar en la dieta de la Zona Keto (maíz, arroz, papas, calabaza) son también los principales alimentos GM consumidos por los estadounidenses.
3. *Grasas poliinsaturadas:* aceite de semilla de soja, aceite de maíz, aceite de cártamo, aceite de girasol, aceite de semilla de algodón, aceite de semilla de uva; especialmente si estos aceites son calentados.
4. *Grasas trans y alimentos fritos:* esto incluye todos los alimentos fritos en grasas monoinsaturadas y poliinsaturadas.

5. *Azúcar:* recuerde que aproximadamente el 50% del azúcar consumido en los Estados Unidos proviene de la remolacha azucarera, que es un alimento GM. Evite todo el azúcar en la dieta de la Zona Keto.

6. *Glifosato:* los alimentos que contienen glifosato (que se encuentra en el herbicida Roundup) interrumpen los caminos metabólicos de las bacterias intestinales, lo cual puede causar inflamación sistémica de bajo grado. Estos alimentos incluyen trigo, avena, soja, maíz, lentejas, guisantes, lino, centeno, mijo, papas, remolacha, girasol y trigo sarraceno. La mayoría de estos alimentos son GM, y también son principalmente féculas. Si come alimentos orgánicos evitará el glifosato, que se encuentra en muchos productos populares como galletas saladas, chips, cereales y bebidas edulcoradas, alimentos todos ellos a evitar en la dieta de la Zona Keto.

7. *Lectinas:* las lectinas son proteínas que se unen a los carbohidratos y se encuentran comúnmente en frijoles, frutos secos, semillas y granos. La mayor concentración de lectinas se encuentra en legumbres (frijoles, semilla de soja, cacahuates), granos (especialmente el trigo), y solanáceas (tomates y papas). Solamente alrededor del 30% de los alimentos que la mayoría de las personas consumen contienen cantidades significativas de lectinas. Las lectinas pueden entonces unirse a las paredes del intestino delgado y dañarlo, conduciendo a intestino permeable. Ciertos alimentos amigables con la Zona Keto, como frutos secos, cacahuates y semilla, pueden alimentar las enfermedades autoinmunes.

Para pacientes con enfermedades autoinmunes, recomiendo que roten todos los alimentos (excepto las grasas) cada tres o cuatro días. Eso significa no comer la misma proteína, como pollo, cada día. En cambio, coma pollo un día, pavo al siguiente, seguido por pescado y después res alimentada con pasto antes de comenzar de nuevo la rotación. Esto también se aplica a verduras, frutas y otros alimentos.

SUPLEMENTOS MÁS IMPORTANTES PARA LAS ENFERMEDADES AUTOINMUNES

1. *Probióticos:* ayudan a restaurar el intestino. Recomiendo utilizar un probiótico durante tres meses y después cambiar a otro. Mis probióticos favoritos incluyen Living Probiotic, Beyond Biotics, Florassist GI, Mega Sporebiotic, y Probiophage.

2. *Aceite de kril y aceite de pescado:* recomiendo el aceite de kril mencionado en el apéndice A, tomando dos cápsulas dos veces al día. Algunos pacientes quizá necesiten también un aceite de pescado de alta calidad.

3. *Vitamina D3:* ayuda a mejorar el nivel de vitamina D. Recomiendo de 2000 a 10 000 unidades internacionales (UI) al día, dependiendo de los resultados de un análisis de sangre 25-OH por deficiencia de vitamina D.

NOTAS

Introducción

1. Michael McCarthy, "US Guideline May Drop Cholesterol Limits but Keep Link Between Dietary Saturated Fats and Trans Fats and Heart Disease", *BMJ* (18 de febrero de 2015), http://www.bmj.com/content/350/bmj.h835.

Capítulo 1

2. Shivani Garg, "Alzheimer Disease and APOE-4", Medscape (1 de febrero de 2015), http://emedicine.medscape.com/article/1787482-overview.

Capítulo 2

3. A. Menotti et al., "Food Intake Patterns and 25-Year Mortality from Coronary Heart Disease: Cross-Cultural Correlations in the Seven Countries Study", abstract, *European Journal of Epidemiology* 15, no. 6 (Julio 1999): 507–15, https://www.ncbi.nlm.nih.gov/pubmed/10485342.

4. Andreas Eenfeldt, *Low Carb, High Fat Food Revolution* (New York: Skyhorse Publishing, 2014), p. 37.

5. Mark Hyman, *Eat Fat, Get Thin: Why the Fat We Eat Is the Key to Sustained Weight Loss and Vibrant Health* (New York: Little, Brown and Company, 2016), p. 14.

6. Nina Teicholz, *The Big Fat Surprise: Why Butter, Meat and Cheese Belong in a Healthy Diet* (New York: Simon & Schuster, 2014), p. 306.

7. Rajiv Chowdhury et al., "Association of Dietary, Circulating, and Supplement Fatty Acids with Coronary Risk: A Systematic Review and Meta-Analysis", abstract, *Annals of Internal Medicine* 160, no. 6 (18 de marzo de 2014): pp. 398–406, doi: 10.7326/M13-1788, https://www.ncbi.nlm.nih.gov/pubmed/24723079.

Capítulo 3

8. Hyman, *Eat Fat, Get Thin*, p. 4.

9. Joe Leech, "13 Ways That Sugar Soda Is Bad for Your Health", Authority Nutrition, https://authoritynutrition.com/13-ways-sugary-soda-is-bad-for-you/.

10. D. E. Bloom et al., "The Global Economic Burden of Non-Communicable Diseases" (Geneva, Switzerland: World Economic Forum, 2011), 6, http://www3.weforum.org/docs/WEF_Harvard_HE_GlobalEconomicBurdenNonCommunicableDiseases_2011.pdf.

11. William Davis, Dr., *Adicto al pan: Elimina el trigo, baja de peso y mejora tu salud* (New York: Rodale, 2011), p. 33.

12. Emily A. Hu, "White Rice Consumption and Risk of Type 2 Diabetes: Meta-Analysis and Systematic Review", *BJM* (15 de marzo de 2012), doi: https://doi.org/10.1136/bmj.e1454, http://www.bmj.com/content/344/bmj.e1454.

13. R. B. Ervin y C. L. Ogden, "Consumption of Added Sugars Among U.S. Adults, 2005–2010", NCHS Data Brief, No. 122 (Hyattsville, MD: National Center for Health Statistics, 2013), http://www.cdc.gov/nchs/data/databriefs/db122.pdf.

14. United States Department of Agriculture, Economic Research Service, "USDA Sugar Supply: Tables 51-53: US Consumption of Caloric Sweeteners", http://www.ers.usda.gov/data-products/sugar-and-sweeteners-yearbook-tables.aspx.

15. Hyman, *Eat Fat, Get Thin*, p. 13.

16. Nora D. Volkow y Ting-Kai Li, "Drug Addiction: The Neurobiology of Behaviour Gone Awry", abstract, *Nature Reviews Neuroscience* 5, no. 12 (diciembre 2004): pp. 963–70, http://www.nature.com/nrn/journal/v5/n12/full/nrn1539.html.

17. Nicole M. Avena, Pedro Rada, y Bartley G. Hoebel, "Evidence for Sugar Addiction: Behavioral and Neurochemical Effects of Intermittent, Excessive Sugar Intake", abstract, *Neuroscience Behavior Review* 32, no. 1 (2008): 20–39, http://www.ncbi.nlm.nih.gov/pubmed/17617461.

18. Alexandra Shapiro et al., "Fructose-Induced Leptin Resistance Exacerbates Weight Gain in Response to Subsequent High-Fat Feeding", abstract, *American Journal of Physiology, Regulatory, Integrative and Comparative Physiology* 295, no. 5 (1 de noviembre de 2008): R1370–1375, doi:10.1152/ajpregu.00195.2008, https://www.ncbi.nlm.nih.gov/pubmed/18703413.

19. Dariush Mozaffarian, Eric B. Rimm, y David M. Herrington, "Dietary Fats, Carbohydrate, and Progression of Coronary Atherosclerosis in Postmenopausal Women", *American Journal of Clinical Nutrition* 80 (2004): 1175–84, http://ajcn.nutrition.org/content/80/5/1175.full.pdf+html.

20. Jeff S. Volek, Matthew J. Sharman, y Cassandra E. Forsythe, "Modification of Lipoproteins by Very Low-Carbohydrate Diets", *Journal of Nutrition* 135, no. 6 (2005): 1339–42, http://jn.nutrition.org/content/135/6/1339.full.pdf+html.

21. Ronald M. Krauss, "Dietary and Genetic Probes of Atherogenic Dyslipidemia", *Arteriosclerosis, Thrombosis, and Vascular Biology* 25 (2005): 2265–72, http://atvb.ahajournals.org/content/25/11/2265.

22. Chowdhury, "Association of Dietary, Circulating, and Supplement Fatty Acids with Coronary Risk".

23. U.S. Department of Health and Human Services and U.S. Department of Agriculture, *2015–2020 Dietary Guidelines for Americans*, 8th edition (diciembre 2015), http://health.gov/dietaryguidelines/2015/guidelines/.

Capítulo 4
24. Para convertir su peso en kilogramos, multiplique su peso en libras por 0.45359237.

25. A. Paoli et al., "Beyond Weight Loss: A Review of the Therapeutic Uses of Very-Low-Carbohydrate (Ketogenic) Diets", *European Journal of Clinical Nutrition,* 67 (Agosto 2013): pp. 789–96, doi: 10.1038/ejcn.2013.116, http://www.nature.com/ejcn/journal/v67/n8/full/ejcn2013116a.html.

26. Rainer J. Klement y Ulrike Kämmerer, "Is There a Role for Carbohydrate Restriction in the Treatment and Prevention of Cancer?", *Nutrition & Metabolism* 8 (26 de octubre de 2011): p. 75, doi: 10.1186/1743-7075-8-75, https://nutritionandmetabolism.biomedcentral.com/articles/10.1186/1743-7075-8-75.

27. Gabriela Segura, "The Ketogenic Diet—An Overview", SOTT.net, https://www.sott.net/article/265069-the-ketogenic-diet-an-overview.

28. Chowdhury, "Association of Fatty Acids with Coronary Risk".

29. Jeff Volek and Stephen Phinney, *The Art and Science of Low Carbohydrate Performance* (Miami: Beyond Obesity LLC, 2012), p. 7.

Capítulo 5

30. Eric C. Westman et al., "The Effect of a Low-Carbohydrate, Ketogenic Diet Versus a Low-Glycemic Index Diet on Glycemic Control in Type 2 Diabetes Mellitus", *Nutrition & Metabolism* 5 (2008), doi: 10.1186/1743-7075-5-36, https://nutritionandmetabolism.biomedcentral.com/articles/10.1186/1743-7075-5-36.

Capítulo 6

31. Jimmy Moore y Eric Westman, *Cholesterol Clarity: What the HDL Is Wrong with My Numbers?* (Las Vegas, NV: Victory Belt Publishing, 2013), p. 36.
32. Amanda Gardner, "Most Fast Food French Fries Cooked in Unhealthiest Oil", ABCNews, http://abcnews.go.com/health/healthday/fast-food-french-fries-cooked-unhealthiest-oils/story?id=9595965.
33. B. V. Howard et al., "Low-Fat Dietary Pattern and Risk of Cardiovascular Disease: The Women's Health Initiative Randomized Controlled Dietary Modification Trial", *Journal of the American Medical Association* 295, no. 6 (8 de febrero de 2006): 655–66, http://jamanetwork.com/journals/jama/fullarticle/202339, doi:10.1001/jama.295.6.655.
34. Lois Baker, "Study Shows Glucose Consumption Increases Production of Destructive Free Radicals, Lowers Level of Key Antioxidant", State University of New York at Buffalo (16 de agosto de 2000), http://www.buffalo.edu/news/releases/2000/08/4839.html.
35. Davis, *Adicto al pan*, p. 164.
36. Paul Grasgruber et al., "Food Consumption and the Actual Statistics of Cardiovascular Diseases: An Epidemiological Comparison of 42 European Countries", *Food and Nutrition Research* 60, no. 1 (2016), http://www.tandfonline.com/doi/full/10.3402/fnr.v60.31694.
37. Mayo Clinic Staff, "Statin Side Effects: Weigh the Benefits and Risks", Mayo Clinic, www.mayoclinic.org/statin-side-effects/art-20046013.
38. University of Maryland Medical Center, "Coenzyme Q10", http://umm.edu/health/medical/altmed/supplement/coenzyme-q10.
39 Cheol Ung Choi et al., "Statins Do Not Decrease Small, Dense Low-Density Lipoprotein", *Texas Heart Institute Journal* 37, no. 4 (2010): pp. 421–28, https://www.ncbi.nlm.nih.gov/pmc/articles/PMC2929871/.
40. Organización Mundial de la Salud, "Global Health Observatory Data Repository", http://apps.who.int/gho/data/node.main.A865CARDIOVASCULAR?
41. R. J. Wood, "Carbohydrate Restriction Alters Lipoprotein Metabolism by Modifying VLDL, LDL, and HDL Subfraction Distribution and Size in Overweight Men", abstract, *Journal of Nutrition* 136, no. 2 (febrero 2006): pp. 384–89, https://www.ncbi.nlm.nih.gov/pubmed/16424116.
42. Jeff Volek y Stephen Phinney, *The Art and Science of Low Carbohydrate Living* (Miami, FL: Beyond Obesity, LLC, 2011), p.108.

Capítulo 7

43. William Davis, Dr., "Wheat and Hunger", WheatBellyBlog.com, http://www.wheatbellyblog.com/2015/08/wheat-makes-you-hungry/.
44. L. C. Hudgins, "Effect of High-Carbohydrate Feeding on Triglyceride and Saturated Fatty Acid Synthesis", abstract, *Proceedings of the Society for Experimental Biology and Medicine* 225, no. 3 (diciembre 2000): 178-83, https://www.ncbi.nlm.nih.gov/pubmed/11082210.

NOTAS

Capítulo 8

45. K. P. Ball et al., "Low-Fat Diet in Myocardial Infarction: A Controlled Trial", *The Lancet* 286, no. 7411 (1965): pp. 501–4; doi: http://dx.doi.org/10.1016/S0140-6736(65)91469-8, https://www.ncbi.nlm.nih.gov/pubmed/4158171.

46. Alberto Ascherio et al., "Dietary Fat and Risk of Coronary Heart Disease in Men: Cohort Follow Up Study in the United States", *BMJ* 313, no. 84 (13 de julio de 1996), doi: https://doi.org/10.1136/bmj.313.7049.84, http://www.bmj.com/content/313/7049/84.

47. U.S. Department of Health, *2015–2020 Dietary Guidelines.*

48. Glen D. Lawrence, "Dietary Fats and Health: Dietary Recommendations in the Context of Scientific Evidence," *Advances in Nutrition* 4 (Mayo de 2013): pp. 294–302, http://advances.nutrition.org/content/4/3/294.full.

49. Deborah E. Barnes y Kristine Yaffe, "The Projected Effect of Risk Factor Reduction on Alzheimer's Diseases Prevalence", abstract, *The Lancet Neurology* 10, no. 9 (septiembre 2011): pp. 819–28, doi: http://dx.doi.org/10.1016/S1474-4422(11)70072-2, http://www.thelancet.com/journals/laneur/article/PIIS1474-4422(11)70072-2/abstract/.

50. G. McKellar et al., "A Pilot Study of a Mediterranean-Type Diet Intervention in Female Patients with Rheumatoid Arthritis Living in Areas of Social Deprivation in Glasgow", abstract, *Annals of Rheumatic Diseases* 66, no. 9 (septiembre 2007): 1239–43, doi: 10.1136/ard.2006.065151, https://www.ncbi.nlm.nih.gov/pubmed/17613557.

51. "Monounsaturated Fats", American Heart Association, http://www.heart.org/HEARTORG/HealthyLiving/HealthyEating/Nutrition/Monounsaturated-Fats_UCM_301460_Article.jsp#.WKXjrPJXLm4.

52. Alicja Wolk et al., "A Prospective Study of Association of Monounsaturated Fat and Other Types of Fat with Risk of Breast Cancer", *Archives of Internal Medicine* 158, no. 1 (1998): pp. 41–45, doi:10.1001/archinte.158.1.41, http://jamanetwork.com/journals/jamainternalmedicine/fullarticle/190898.

53. Alex Park, "Five Surprising Things We Feed Cows", *Mother Jones* (9 de diciembre de 2013), http://www.motherjones.com/blue-marble/2013/12/cow-feed-chicken-poop-candy-sawdust.

54. Edward Group, "Eight Shocking Facts about Bovine Growth Hormone", Global Healing Center (2 de enero de 2014), http://www.globalhealingcenter.com/natural-health/8-shocking-facts-bovine-growth-hormone/.

55. A. P. Simopoulos, "The Importance of the Ratio of Omega-6/Omega-3 Essential Fatty Acids", abstract, *Biomedicine & Pharmacotherapy* 56, no. 8 (octubre 2002): pp. 365–79, https://www.ncbi.nlm.nih.gov/pubmed/12442909.

56. Freydis Hjalmarsdottir, "17 Science-Based Benefits of Omega-3 Fatty Acids", Authority Nutrition, https://authoritynutrition.com/17-health-benefits-of-omega-3/.

57. Andrew Weil, "Balancing Omega-3 and Omega-6?", (22 de febrero de 2007), https://www.drweil.com/vitamins-supplements-herbs/vitamins/balancing-omega-3-and-omega-6/.

58. "Is Margarine Harmful?—6 Secrets They Don't Tell You", Cultured Palate, http://myculturedpalate.com/real-foods-info/is-margarine-harmful-6-secrets-they-dont-tell-you/.

59. "FDA Cuts Trans Fats in Processed Foods", U.S. Food and Drug Administrations, http://www.fda.gov/ForConsumers/ConsumerUpdates/ucm372915.htm.

60. Meredith Melnick, "How Fake Fakes Can Make You Really Fat", Time.com (23 de junio de 2001), http://healthland.time.com/2011/06/23/study-how-fake-fats-can-make-you-really-fat/.

61. "Interesterified Fats are Deadlier Than Trans Fats", Dr. J, https://medically-no-nonsense.com/interesterified-fats-are-deadlier-than-trans-fats/.

NOTAS

Capítulo 9

62. M. McCarthy, "US Guideline May Drop Cholesterol Limits but Keep Link Between Dietary Saturated Fats and Trans Fats and Heart Disease". *BMJ* 350 (18 de febrero de 2015), doi: https://doi.org/10.1136/bmj.h835, http://www.bmj.com/content/350/bmj.h835.

63. Stacy Simon, "World Health Organization Says Processed Meat Causes Cancer", American Cancer Society (Oct. 26, 2015), https://www.cancer.org/latest-news/world-health-organization-says-processed-meat-causes-cancer.html.

64. "The Overuse of Antibiotics in Food Animals Threatens Public Health", Consumers Union, http://consumersunion.org/news/the-overuse-of-antibiotics-in-food-animals-threatens-public-health-2/.

65. Dave Asprey, *The Bulletproof Diet* (New York: Rodale, 2014), p. 49.

66. J. M. Leheska, "Effects of Conventional and Grass-Feeding Systems on the Nutrient Composition of Beef", abstract, *Journal of Animal Science* 86, no. 12 (diciembre 2008) 3575-85, doi: 10.2527/jas.2007-0565, https://www.ncbi.nlm.nih.gov/pubmed/18641180.

Capítulo 10

67. "Overview of FDA Labeling Requirements for Restaurants, Similar Retail Food Establishments, and Vending Machines", U.S. Food and Drug Administration, https://www.fda.gov/food/ingredientspackaginglabeling/labelingnutrition/ucm248732.htm.

68. A. Shapiro et al., "Fructose-Induced Leptin Resistance Exacerbates Weight Gain in Response to Subsequent High-Fat Feeding", abstract, *American Journal of Physiology—Regulatory, Integrative, and Comparative Physiology* 295, no. 5 (noviembre 2008): R1370–5, doi: 10.1152/ajpregu.00195.2008, https://www.ncbi.nlm.nih.gov/pubmed/18703413.

69. A. A. Gibson et al., "Do Ketogenic Diets Really Suppress Appetite? A Systematic Review and Meta-Analysis", abstract, *Obesity Reviews* 16, no. 1 (enero 2015): pp. 64–76, doi: 10.1111/obr.12230, http://www.ncbi.nlm.nih.gov/pubmed/25402637.

70. Jimmy Moore y Eric Westman, *Keto Clarity: Your Definitive Guide to the Benefits of a Low- Carb, High-Fat Diet* (Nevada: Victory Belt Publishing, 2014), p. 117.

71. A. Ramel et al., "Beneficial Effects of Long-Chain N-3 Fatty Acids Included in an Energy-Restricted Diet on Insulin Resistance in Overweight and Obese European Young Adults", abstract, *Diabetologia* 51, no. 7 (julio 2008): pp. 1261–8, doi: 10.1007/s00125-008-1035-7, https://www.ncbi.nlm.nih.gov/pubmed/18491071.

72. P. Sumithran et al., "Ketosis and Appetite-Mediating Nutrients and Hormones after Weight Loss", abstract, *European Journal of Clinical Nutrition* 67 (Julio 2013): pp. 759–64, doi:10.1038/ejcn.2013.90, http://www.nature.com/ejcn/journal/v67/n7/full/ejcn201390a.html.

73. S. Pejovic et al., "Leptin and Hunger Levels in Young Healthy Adults after One Night of Sleep Loss", abstract, *Journal of Sleep Research* 19, no. 4 (diciembre 2010): pp. 552–8, doi: 10.1111/j.1365-2869.2010.00844.x, https://www.ncbi.nlm.nih.gov/pubmed/20545838.

74. S. Taheri et al., "Short Sleep Duration Is Associated with Reduced Leptin, Elevated Ghrelin, and Increased Body Mass Index", *PLOS Medicine* (7 de diciembre de 2004), http://journals.plos.org/plosmedicine/article?id=10.1371/journal.pmed.0010062.

75. Elizabeth Renter, "Researchers Link MSG to Weight Gain, Obesity", Natural Society, http://naturalsociety.com/flavor-enhancer-msg-linked-to-weight-gain/.

76. Sam Montana, "The Facts About MSG and Your Health", Knoji Consumer Knowledge, https://food-nutrition.knoji.com/the-facts-about-msg-and-your-health/.

77. Q. P. Want y G. Gregory Neely et al., "Sucralose Promotes Food Intake through NPY and a Neuronal Fasting Response", abstract, *Cell Mebabolism* 24, no. 1 (12 de julio de 2016): pp. 75–90, doi: http://dx.doi.org/10.1016/j.cmet.2016.06.010, http://www.cell.com/cell-metabolism/fulltext/S1550-4131(16)30296-0.

78. Allison Ford, "The Sticky Truth about High-Fructose Corn Syrup", More Lifestyle, http://www.more.com/lifestyle/exercise-health/sticky-truth-about-high-fructose-corn-syrup.

Capítulo 11

79. J. M. Yuk, T. Yoshimori, and E. K. Jo, "Autophagy and Bacterial Infectious Diseases", abstract, *Experimental and Molecular Medicine* 44, no. 2 (29 de febrero de 2012): pp. 99–108, doi: 10.3858/emm.2012.44.2.032, https://www.ncbi.nlm.nih.gov/pubmed/22257885.
80. A. Paoli et al., "Beyond Weight Loss".

Capítulo 12

81. Paul Grasgruber et al., "Food Consumption and the Actual Statistics".

Capítulo 13

82. "BPA Changes Hormones that Control Puberty, Ovulation", Environmental Health Perspectives (18 de febrero de 2009), http://www.environmentalhealthnews.org/ehs/newscience/BPA-affects-early-puberty-ovulation-in-rats.
83. Meredith Melnick, "Study: How 'Fake' Fats Can Make You Really Fat", *Time* (23 de junio de 2011), http://healthland.time.com/2011/06/23/study-how-fake-fats-can-make-you-really-fat/.

Apéndice C

84. Michael A. Smith, "How to Manage Inflammation by Eating the Right Foods", *The Life Extension Blog*, Life Extension, 20 de septiembre de 2011. Búsqueda del 5 de mayo de 2017.
85. Sources of Selected Fatty Acids among the U.S. Population, 2005-06. Epidemiology and Genomics Research Program website. National Cancer Institute. http://epi.grants.cancer.gov/diet/foodsources/fatty_acids/. Actualizado el 22 de abril, 2016. Búsqueda del 5 de mayo, 2017.

Apéndice D

86. Louise Chang, "Cocoa Boosts 'Good' Cholesterol", CBS News (10 de marzo de 2007) http://www.cbsnews.com/news/cocoa-boosts-good-cholesterol/.

ACERCA DEL AUTOR

El Dr. Don Colbert, MD, ha estado certificado en la práctica de la medicina familiar por más de veinticinco años, y es especialista certificado en medicina antienvejecimiento. Es un autor de éxitos de venta del *New York Times* de libros como: *Los siete pilares de la salud, La dieta "Yo sí puedo" de Dr. Colbert,* y *Deje que los alimentos sean su medicina,* y tiene más de 20 éxitos de venta nacionales con más de diez millones de ejemplares vendidos. Es el director médico del centro Divine Health Wellness Center, donde ha tratado a más de cincuenta mil pacientes.

El Dr. Colbert es un invitado frecuente de John Hagee, Joyce Meyer, Kenneth Copeland, James Robison, Jim Bakker, y otros líderes en el Cuerpo de Cristo. También ha sido presentado en *The Dr. Oz Show,* Fox News, ABC World News, la BBC y el *Readers Digest, News Week,* la revista *Prevention,* y muchos otros lugares.

El Dr. Colbert es también un experto conocido internacionalmente y prolífico conferencista sobre Medicina Integrativa, y ofrece seminarios y charlas sobre diversos temas, entre los que se incluyen: "Cómo mejorar su salud", "Los efectos del estrés y cómo vencerlo", "Emociones mortales" y "Los 7 pilares de la salud". Mediante su investigación y su caminar con Dios, el Dr. Colbert ha recibido una perspectiva única que ha ayudado a miles de personas a mejorar sus vidas. Él y su esposa Mary residen en Orlando, Florida, y Dallas, Texas.

Para contactar a la oficina del Dr. Colbert, puede hacerlo vía:

Internet: www.drcolbert.com

Teléfono: 407-331-7007

Fax: 407-331-5777

Email: info@drcolbert.com

Facebook: facebook.com/DonColbertMD

Twitter: @DonColbert

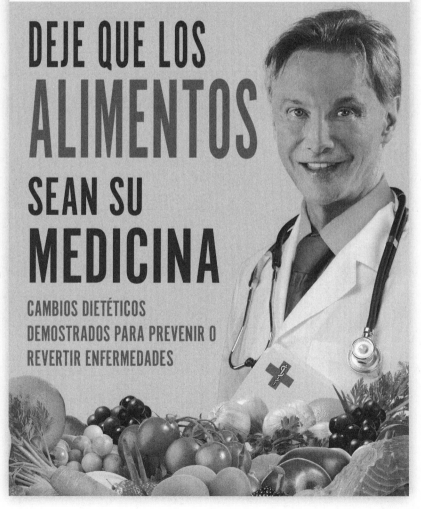

NEW YORK TIMES MEJOR VENDIDO

AHORA INCLUYE UN PLAN DE COMIDAS DE 21 DÍAS

DON COLBERT, MD

DEJE QUE LOS ALIMENTOS SEAN SU MEDICINA

CAMBIOS DIETÉTICOS DEMOSTRADOS PARA PREVENIR O REVERTIR ENFERMEDADES

ISBN: 9781683972976